Kunsttherapie und interkulturelle Verständigung

Die Sonnendarstellungen sind im Rahmen einer Untersuchung zur interkulturellen Kinderzeichnungsforschung in Südamerika und Europa im Jahre 2005 erhoben worden. Ergebnisse dieser Forschungsarbeit (Die Kinderzeichnung als kulturell geprägte Ausdrucksform/Rabea Müller) belegen die Sonne als kulturell beeinflusstes Motiv. Die symbolische Bedeutung der Sonne ist in einem Land wie Chile mit großen Anteilen von Wüstengegenden natürlich eine andere als bei deutschen Kindern in Mitteleuropa. Die exemplarischen Sonnendarstellungen der chilenischen Zeichner weisen eine breite Vielfalt an Darstellungsformen auf, deutsche Kinder hingegen gestalten die Sonnen wesentlich schematischer, entweder als Segment in einer der oberen Bildecken, oder mittig mit Strahlen, die als Linien dargestellt werden, vorwiegend in der Altersgruppe der 8-9jährigen werden sie auch mit „lachenden" stereotypen Gesichtern eingezeichnet. Die Darstellungen der chilenischen Zeichnungen, häufig als Segment zwischen zwei Bergen, entsprechen ihrer Erfahrung von Sonnenauf- und Untergängen mit den Bergen der Andenkette im Hintergrund. Ihre Sonnen haben neben dem inneren Kern noch einen darum liegenden Ring, von dem Sonnenstrahlen zackenartig, ähnlich wie bei Sterndarstellungen ausgehen.

Harald Gruber,
Hildrun Rolff (Hrsg.)

Kunsttherapie und interkulturelle Verständigung

Sammelband zur Tagung am 05.10.2012, Alanus Hochschule

Sigrid Völker
Stefan Reichelt
Christian Widdascheck
Marion Wendlandt-Baumeister
Rabea Müller
Susanne Loibl
Rita Eckart
Dagmar Wohler

ebv BERLIN
EBVERLAG

Bibliografische Information der Deutschen Nationalbibliothek

Die Deutsche Nationalbibliothek verzeichnet diese Publikation in der Deutschen Nationalbibliografie; detaillierte bibliografische Daten sind im Internet über http://dnb.d-nb.de abrufbar.

Lektorat: Hanna Heinrich

Gesamtgestaltung: Rainer Kuhl

Umschlagmotive von links nach rechts:
Sonne 1 *Chile/ Junge, 11 Jahre*
Sonne 2 *Deutschland/ Junge, 11 Jahre*
Sonne 3 *Chile/ Mädchen, 12 Jahre*
Sonne 4 *Chile/ Mädchen, 11 Jahre*

ISBN: 978-3-86893-163-1

Internet: www.ebverlag.de
E-Mail: post@ebverlag.de

Druck und Bindung: CPI, Birkach

Printed in Germany

Inhaltsverzeichnis

Projektskizzen

Vorwort

„Über das Vertraute hinaus“ – Kunsttherapie und interkulturelle Verständigung

Die Frage der interkulturellen Verständigung kann aus verschiedenen Perspektiven des vertraut seins mit dem kulturell Fremden vielfältig untersucht werden.

Die frühere und die heutige Welt ist ohne interkulturellen Austausch nicht denkbar. Seit alters her tauschen Menschen ihre Waren, ihr Wissen und ihre kulturellen Gewohnheiten aus. Sie lernen dadurch nicht nur das Andere sondern auch das Eigene besser kennen, nicht zuletzt durch die Wahrnehmung der Differenz. Am Unterschied tritt das Eigene deutlicher hervor. Eigenkultur und Fremdkultur treffen aufeinander, ergänzen und erweitern sich. Probleme können entstehen, wenn die Selbstzentriertheit auf die eigene Kultur den notwendigen Spielraum für das Fremde nicht zulässt, oder bewusst ausgrenzt wird. Interkulturelle Verständigung basiert auf der Bereitschaft zum Verständnis, zur Toleranz und Akzeptanz des Fremden am Anderen.

Die Ausprägungsformen der unterschiedlichen Kulturen, respektive die Kunst als Basis des Nachvollziehens und des Verstehens anderer Kulturen zu nehmen ist althergebracht. In den jeweiligen Ausdrucksformen der Kulturen und ihrer Kunst liegt ein umfassendes Reservoir dem Fremden im Schönen zu begegnen, sich an der Eigenheit des Schönen dem Ungewohnten anzunähern, was eine Grundlage des Verstehens des Fremden am Anderen sein kann.

Im besten Fall geht Kunst als ein Mittel der Therapie noch einen Schritt weiter. Sie gibt der Eigenheit des Fremden einen Raum der keiner Zensur, keinem Anspruch des bewertenden Vergleichs unterliegen kann. Gleichzeitig sind viele Fragen offen, die einer tieferen Auseinandersetzung und Diskussion bedürfen, um auch dem Verständnis von Therapie in diesem Feld weitere Grundlagen zu verschaffen. Einerseits ist mit der Idee von Therapie eine Rollenverteilung vorgegeben. Andererseits will Therapie

Hilfe und Unterstützung sein. Um so mehr tritt das Thema der Wertschätzung und Akzeptanz des kulturell Anderen in der Vordergrund. Die Frage nach dem Kultur- verstehenden Vermögen des Therapeuten wird an dieser Stelle zentral, würde doch eine „Hilfe“, wie sie der Therapeut geben kann als Bedrohung oder gar Schädigung erlebt, wenn sie den angenommen „Bedürftigen“ nicht wirklich versteht. Nicht zuletzt erscheint die Frage nach der Motivation der kulturübergreifend arbeitenden Kunsttherapeuten wichtig. Wonach wird gesucht, welches sind die persönlichen, biographischen Hintergründe, die es einem Menschen notwendig erscheinen lassen, beispielsweise nach Afrika oder andere „fremde“ Länder zu gehen, um den durch Krieg oder Naturkatastrophen traumatisierten Menschen zu helfen?

Die in dem Tagungsband versammelten Beiträge beleuchten aus unterschiedlichen Perspektiven diese Thematik. Mehrheitlich werden an ausgewählten Beispielen Arbeitsfelder der Kunsttherapie dargestellt, ohne den Anspruch auf Vollständigkeit zu erheben. Vielmehr werden Aspekte aufgezeigt, an denen die Besonderheit der therapeutischen Arbeit im interkulturellen Raum zu Tage treten. Der Band will Anlass und Hinweis sein den Blick auf das Fremde auch für diejenigen neu zu öffnen, die bereits Erfahrungen in diesem Feld sammeln konnten. Er möchte Blickwinkel aufzeigen, die auf der Basis des künstlerischen Ausdruck und der Suche nach einer ästhetischen Erfahrung entstanden sind. Gleichzeitig ist an diejenigen gedacht, die sich in diesem Feld neu orientieren wollen was künstlerische Mittel/Kunsttherapie zu eröffnen vermögen.

Sigrid Völker beleuchtet in ihrem einführenden Beitrag die Unterschiedlichkeit von Kulturstandards und Wertvorstellungen. Diese in unser Bewusstsein zu heben, um einen Zugang zur Frage von Verständigung und deren Grundlagen zu eröffnen, ist die Grundlage einer interkulturellen Kompetenz. Es verlangt Offenheit und Interesse nicht nur an der jeweils anderen Welt, sondern auch Sensibilität für diesen, mich selbst erfassenden Veränderungsprozess in aktuellen Begegnungssituationen.

Stefan Reichelt verdeutlicht in seiner exemplarische Darstellung der Arbeit mit einer traumatisierten Jugendlichen aus dem Kosovo, welche Funktionen des Ausdrucks, der gestalteten Kommunikation und des sich gegenseitig entwickelnden Verständnisses Bilder dort übernehmen können, wo Sprache kein ausreichend vorhandenes Mittel der Behandlung ist, und das Bild für beide Seiten eine neue und andere Art der Therapie eröffnet.

Christian Widdascheck greift in der Darstellung einer transkulturellen Perspektive Beispiele eines Projektes mit Multiplikatoren in Mozambique auf. Er beschreibt darin die Interdependenz von Selbst- und Weltverhältnis und die sich daraus ergebende Notwendigkeit des Ringens und der Entwicklung eines Verständnisses für die eigene Weltsicht, um das Fremdsein nicht nur als Aufgabe des Anderen zu sehen.

Marion Wendlandt-Baumeister zeigt in ihrem Beitrag „über das Vertraute hinaus" auf, mit welcher Haltung und Bereitschaft der Therapeut seine eigene Rolle definieren muss, um darauf aufbauend einen „Kompass für die Interkulturelle Kunsttherapie" entwickeln zu können. Eine kunsttherapeutische Projektbeschreibung macht diese Haltung am Beispiel deutlich.

Bilder „richtig" zu lesen und darüber hinaus einen Vergleich von Bildern über verschiedene Länder/Kontinente hinweg (Deutschland & Chile) unternimmt der Beitrag von Rabea Müller. Bilder eröffnen immer vielerlei Perspektiven der Interpretation und können doch nur verstanden werden, wenn die dafür notwendigen Schritte klar und nachvollziehbar vorgenommen werden.

Susanne Loibl zeigt anhand eines außerschulischen Projektes für Mädchen mit Migrationshintergrund konkrete Ansätze auf, welche besonderen Möglichkeiten einer vielfältigen Kommunikation über künstlerische Mittel in einem Wiener Stadtteilzentrum zu eröffnen sind.

Rita Eckart berichtete mit eindrücklichen Beispielen von einem jüngst durchgeführten Projekt der „Notfallkunsttherapie“ in Libyen mit dem Titel „Begegnung ohne Übermacht“. Beschrieben wird ein kultursensibles Verhalten, indem ein der Kultur angepasstes kunsttherapeutisches Handeln therapeutische Beziehungen über kulturelle Verschiedenheit hinweg ermöglicht.

In einigen wenigen Arbeitsskizzen werden abschließend Projekte und Organisationsformen kunsttherapeutischer Ansätze in verschiedenen Ländern (Kuba, Angola, Libyen) aufgezeigt.

Alle Beiträge dieses Bandes verdeutlichen ein komplexes Spannungsfeld, eines möglichen und zu schaffenden Verständnisses, wenn wir versuchen anderen Kulturen „Hilfe“ anzubieten. Das Verständnis, oder die Kenntnis für das Eigene um das Fremde erkennen zu können erscheint als ein wichtiger Aspekt, damit Hilfe auch wirklich als hilfreich erlebt und angenommen werden kann.

Der Tagungsband möchte in diesem Sinne auch als Anliegen verstanden werden, eingangs gestellte und sich aus den Beiträgen ergebende Fragestellungen weiter zu verfolgen und zu bearbeiten.

März 2014

Harald Gruber Hildrun Rolff

Das Eigene und das Fremde – Kultursensibilität in Therapie und Beratung

Sigrid Völker

Sich des Eigenen vergewissern, um offen zu sein für das Fremde.
Sich des Fremden vergewissern, um offen zu sein für das Eigene.

Das Eigene und das Fremde – dieses Wortpaar hat sich eingebürgert zur Bezeichnung kultureller Interaktionen, zur Beschreibung des Handelns in kulturellen Überschneidungssituationen. Das Eigene und das Fremde erscheinen so als zwei voneinander getrennt wahrnehmbare und erlebbare Erscheinungen des Ich und des Anderen. Diese Unterscheidung basiert auf der Selbstdefinition in einem als eigen erlebten Lebensfeld, eine Selbstzuordnung zu einem kulturellen Raum, in dem ein durch Kommunikation vermitteltes Verstehen möglich ist. Die Begegnung mit dem Fremden findet dann in einem Beziehungsraum statt, in dem der Kontrast zum Vertrauten zur definitorischen Grundlage für Fremdheit wird.

Das Eigene und das Fremde – dieses Wortpaar beschreibt auch den Prozess der Ich-Entwicklung, der ohne ein „zweites Ich" nicht gelingen kann (Buber 1995), wodurch die Begegnung mit dem Fremden als Entwicklungsnotwendigkeit ins Gespräch kommt. Buber betont die spezifische Qualität des menschlichen sich Einlassens und wechselseitigen Entdeckens im Dialog als Bedingung von persönlicher Entwicklung und mitmenschlicher, respektive interkultureller Verständigung. Dabei sei das Zulassen der Einzigartigkeit aller Beteiligten, der Besonderheit ihres Seins Voraussetzung einer gelingenden Interaktion. Bernhard Waldenfels (2006) weist darauf hin, dass das Eigene und das Fremde bei aller Differenz immer auch verflochten sind. Von einem absolut Fremden könne in der kulturellen Begegnung keine Rede sein. „Eine Sprache, die uns völlig fremd wäre, könnten wir nicht einmal als Fremdsprache vernehmen." (S. 118) formuliert er und tangiert damit auch den Bereich der kultur- und situationsübergreifenden Invarianzen menschlicher Erfahrungsbildung und Kommunikation. Das betrifft z.B. Grundqualitäten von Mimik und Gestik (Grammer et al. 1993), Grundqualitäten des Bindungsverhaltens (Grossmann 2010) oder kulturübergreifende Muster intergenerationaler Solidaritätserfahrung (Schwarz 2010). Gisela Trommsdorff (2010, 277) macht zusammenfassend auf eine Vielzahl empirischer Befunde zur Wahrnehmungsorganisation, zur Emotionalität, zum Sozialverhalten oder zur Selbstkonzeptentwicklung aufmerksam, die dieses Wechselverhältnis von Universalität und Kulturspezifik in kulturvergleichenden Studien untersucht haben; sozusagen als Blick auf das Verbindende der unterschiedlichen Sprachfamilien.

Das als fremd erlebte, stellt auch die Frage nach der Kenntnis des Eigenen und nach dem Ausmaß an Selbstakzeptanz der eigenen Zugehörigkeit. „Niemandem sind seine Gefühle und Antriebe, seine sprachlichen Ausdrucksformen und seine kulturellen Gewohnheiten ganz und gar zugänglich, ..." formuliert Waldenfels (2006, 119). Er wird hineingeboren in eine bestehende Gemeinschaft, lernt eine Sprache, die vor ihm da war, erhält einen Namen durch andere (a.a.O) usw.; Fremderfahrung als normale Existenzerfahrung. Aber neben dem Unbekannten gibt es auch das Ausgegrenzte, das nicht Gewollte, das Zurückgewiesene. Bereits Sigmund Freud spricht vom „inneren Ausland" (Freud 1940, 62), wenn es um das Unbewusste mit seinen unbekannten, irritierenden, vielleicht ängstigenden Anteilen geht. Ausführlich beschreibt er, dass gerade dieses ausgegrenzte Fremde im Eigenen mit Vehemenz in Erscheinung treten will und sich in Symptomen, Vorurteilen oder Projektionen Bahn bricht. Interkulturelle Begegnung bringt deshalb immer auch intrakulturelle Bekanntschaft mit sich, ebenso wie der interpersonelle Kontakt die intrapersonelle Zugänglichkeit braucht.

Im Folgenden werde ich mich auf den ersten Bereich, auf den Umgang mit kultureller Diversität beschränken, – auch wenn der Aspekt der Selbstauseinandersetzung mit dem Fremden in *mir* gerade in kulturellen

Überschneidungssituationen manchmal schmerzlich deutlich wird. Kultursensibilität ist dann mehr als antrainiertes, professionelles Verhalten gegenüber Anderen, sondern immer auch Selbstbefragung.

Bis jetzt wurde mehrfach der Begriff „Kultur" verwendet – und damit fangen die Schwierigkeiten bereits an: was ist Kultur? Die UNESCO-Definition lautet: „Die Kultur kann in ihrem weitesten Sinne als die Gesamtheit der einzigartigen geistigen, materiellen, intellektuellen und emotionalen Aspekte angesehen werden, die eine Gesellschaft oder eine soziale Gruppe kennzeichnen. Dies schließt nicht nur Kunst und Literatur ein, sondern auch Lebensformen, die Grundrechte des Menschen, Wertsysteme, Traditionen und Glaubensrichtungen." (1982) Kultur stellt damit ein Orientierungssystem dar, das in dem vom Menschen geschaffenen Teil der Umwelt für eine bestimmte Nation, eine Gesellschaft oder auch eine Organisation oder eine Gruppe typisch ist. Die verschiedenen Ebenen dieses Systems sind allerdings nur zu einem kleinen Teil unmittelbar zu erkennen. Die oberflächigen, häufig auch beobachtbaren Merkmale wie Sprache, Kleidung, Rituale usw. zeigen nur einen kleinen Ausschnitt des komplexen Systems einer Kultur. Für die Organisation der Wahrnehmung und des Wertens zentrale Bereiche wie Grundannahmen über Raum und Zeit, über das Wesen des Menschen liegen tief verborgen im Unbewussten und sind auch der Reflexion nur schwer zugänglich.

Jeder Mensch gehört mindestens einer Kultur an. Diese stellt ein mitgliederspezifisches Orientierungssystem dar, das Wahrnehmung, Denken, Werte und Verhalten aller Personen beeinflusst oder sogar steuert, die mit dem jeweiligen sozialen System verbunden sind. Sie vermittelt das Gefühl der Zugehörigkeit und ermöglicht seinen Mitgliedern, sich in der Welt zurechtzufinden und bestimmte wichtige Lebensbereiche zu kontrollieren. Pragmatisch gesehen ist Kultur das, „was immer eine Person wissen oder glauben muss, um auf eine Weise zu handeln, die für die Mitglieder einer Gesellschaft akzeptabel ist, und zwar in Verbindung mit jeder Rolle, die sie für sich selbst annimmt." (Goodenough 1957, zitiert nach Grossmann 1993, 54)

Damit hat der Begriff „Kultur" sehr unterschiedliche Reichweiten: es gibt die europäische und die asiatische Kultur, oder in Europa die deutsche, englische oder französische und in Deutschland wiederum die Nord- und Süddeutsche Kultur oder Schwaben, Thüringer, Sauerländer und Sachsen. Sie alle haben ihre jeweils spezifisch ausgeformten Arten der Weltwahrnehmung und der Gestaltung sozialer Gemeinschaft. Regionale Besonderheiten spielen dabei eine Rolle ebenso wie die Zugehörigkeit zu verschiedenen Milieus.

Wir alle leben in unseren kulturellen Räumen zusammen mit Menschen anderer kultureller Herkunft, mit Migranten. Wir müssen uns ebenso, wie die Migranten sich mit der Residenzkultur auseinandersetzen müssen, mit anderen kulturell verankerten Verhaltens- und Lebensweisen auseinandersetzen, was zu einem ständigen kulturellen Veränderungsprozess führt. Migrationsbewegungen sind heute alltäglich und bewirken zwangsläufig komplexe kulturelle und gesellschaftliche Veränderungen in allen Gesellschaften – in den Residenz- wie in den Herkunftsländern. Nicht nur die Ausgewanderten werden dabei von den Erfahrungen der Migration geprägt, auch die Aufnehmenden und die Zuhausegebliebenen (vgl. Basu 2011, 21). Dieser Veränderungsprozess ist grundsätzlich offen, – das heißt, es kann zu einer Annäherung und vielleicht sogar zu einer Verständigung kommen. Er kann aber auch zu einer Verstärkung kulturell geprägter Verhaltensweisen noch über die in den jeweiligen Herkunftsländern gelebte kulturelle Praxis hinaus führen und damit zu einer verstärkten Ab- und Ausgrenzung beitragen. Kultursensibilität meint dann nicht nur die allgemeine Offenheit und das Interesse an der jeweils anderen Welt, sondern auch die Sensibilität für diesen, mich selbst erfassenden Veränderungsprozess in der jeweils aktuellen konkreten Begegnungssituation.

Unter Beachtung der eben benannten kulturellen Veränderungsprozesse durch Migration wird zunehmend häufiger auch von transkultureller Kompetenz gesprochen, um Aspekte wie Binnendifferenzierung, Verflechtung, Durchmischung und Gemeinsamkeiten differenzierter in den Blickpunkt zu stellen und der Tatsache Rechnung zu tragen, dass die Abgrenzungen von sogenannten klassischen Kulturen durch nationale bzw.

Staatsgrenzen verschwimmen. Ähnlich auch bei Waldenfels (2006, 118) wenn er über die Fremderfahrung schreibt: „Am Anfang steht nicht nur die Differenz, sondern auch eine *Mischung*, die jedes familiäre, nationale, rassische und kulturelle Reinheitsideal als bloßes Phantasma entlarvt."

Grundlage für Kultursensibilität ist dann interkulturelle Kompetenz oder besser interkulturelle Handlungs-Kompetenz – d.h. die Fähigkeit, mit Personen und Gruppen anderer Kulturen erfolgreich und angemessen zu *inter*agieren, mit Menschen unterschiedlicher kultureller Orientierung *beidseitig* zufriedenstellend umzugehen. Das Eigene und das Fremde konkretisieren sich dann in einem Beziehungsraum, in dem unterschiedliche Vorerfahrungen, Motive und Gestaltungsräume die Kommunikation bestimmen und in dem es nicht darum geht, eine „Verstehensillusion" aufzubauen, sondern tatsächliche Verständigung zu ermöglichen.

Interkulturelle Sensibilität ist nun sehr unterschiedlich ausgeprägt. Sie reicht von einfacher Unkenntnis über eine eher undifferenzierte Haltung: „Wir sind doch alle gleich" hin zu einer aktiven, interessierten, den Blick weitenden Auseinandersetzung. Insbesondere die Haltung: Alle Menschen sind doch letztlich gleich, führt in ihrer Leugnung kultureller Unterschiede zu einer Sicht auf die Situation von Migranten, die sich besonders negativ innerhalb therapeutischer Beziehungen auswirkt, da eine Würdigung und Wahrnehmung der spezifischen Schwierigkeiten, vorhandener Ressourcen und möglicher Entwicklungswege nicht gelingen kann.

Interkulturelle Kompetenz setzt Kenntnisse über eigene kulturell verankerte Wertvorstellungen, die Anerkennung der eigenen Kultur als Lebensform, die von bestimmten Bedingungen abhängt und daher nicht universell gültig ist, die Bereitschaft, sich mit den eigenen Stereotypen und Vorurteilen auseinander zu setzen, die Fähigkeit sowohl Unterschiede als auch Gemeinsamkeiten zwischen den Kulturen wahrzunehmen und die Bereitschaft und Fähigkeit zur Kommunikation mit den Betroffenen bei kulturellen Irritationen voraus.

Interkulturelle oder transkulturelle Kompetenz entsteht durch interkulturelles Lernen. Wissen, Fühlen und Handeln sind die Ebenen, die sowohl in der Reflektion des eigenen kulturellen Orientierungssystems als auch im Erwerb von Kenntnissen über fremde Orientierungssysteme zu beachten sind. Dabei sind interkulturelle Begegnungen immer komplexer Natur. Stehen am Anfang oft Irritation, Befremden oder Verständnislosigkeit, können Missverständnisse über Begriffe, Gesten, Rituale folgen und es uns zunehmend schwerer machen, uns zurechtzufinden.

Hilfreich können in diesem Lernprozess sogenannte Kulturstandards sein. Kulturstandards sind heuristische Systeme, die es erleichtern, in konkreten Interaktionen andere Menschen in ihrem Verhalten besser zu verstehen. Sie können in Anlehnung an Thomas (1996) verstanden werden als grundlegende Prinzipien des Wahrnehmens, Denkens, Wertens und Handelns, die von der Mehrzahl der Mitglieder einer Kultur für sich und andere als normal, selbstverständlich, typisch und verbindlich angesehen werden. Kulturdimensionen, Kulturstandards liefern ein Vokabular, um eigene Denkmuster und Werthaltungen zu beschreiben und fremde mit den eigenen in Beziehung zu setzen. Sie ordnen die Vielfalt der Phänomene in einer Kultur hinsichtlich kulturspezifischer Gemeinsamkeiten.

Als gemeinsame Gewohnheiten, Symbole und Rituale, als stereotype Vorstellungen über die fremden Anderen wirken sie meist unbewusst im Alltag und vermitteln so gemeinsam getragene Deutungen. Kulturstandards verweisen auf zentrale Merkmale einer Kultur; sie beschreiben, welches Verhalten in welchem Handlungsbereich als normal, typisch, noch akzeptabel bzw. nicht mehr akzeptabel anzusehen ist. Sie liefern natürlich keine vollständige Beschreibung einer Kultur, sondern dienen vielmehr dazu, in der konkreten Interaktion von Personen zweier oder mehrerer Kulturen Unterschiede im Wahrnehmen, Werten und Handeln verstehbarer zu machen.

Welche Kulturstandards wir Personen einer anderen Kultur zuschreiben, wird bedingt durch die Standards unserer eigenen Kultur. Deutsche erleben sich in Interaktionen mit US-Amerikanern z.B. deutlich zurückhaltender, weil sie sehr genau zwischen Fremden, flüchtig Bekannten und Freunden unterscheiden und ihr Kommunikationsverhalten danach ausrichten – also: nehme ich überhaupt Kontakt auf und was erzähle ich wem. US-Amerikaner erscheinen ihnen dagegen eher distanzlos, sie verfolgen ein Verhalten der „Distanzminimierung". Sie scheinen bestrebt zu sein, zu allen Personen, mit denen sie zusammentreffen, möglichst schnell einen näheren Kontakt herzustellen (vgl. Thomas 1993, 16). Es wird allerdings auch beschrieben, dass der Zugang zu sehr persönlichen Bereichen einer Person dann deutlich schwieriger wird (a.a.O.). Treffen US-Amerikaner auf Personen aus lateinamerikanischen Ländern, so ist davon auszugehen, dass sie diesen den Standard „Distanzminimierung" zuschreiben und sich selbst als wesentlich zurückhaltender erleben. So ist deren Gesprächsstil dadurch gekennzeichnet, dass häufiger Gefühle ausgedrückt werden, mehr Gesten verwendet werden, der Gesprächsabstand geringer ist und deutlich mehr Berührungen stattfinden (vgl. Rottenaicher 2007, 162).

Wie sehen Kulturstandards nun aus. Das bekannteste System von Kulturstandards stammt von dem niederländischen Kulturpsychologen und Sozialwissenschaftler Geert Hofstede. Er unterscheidet Kulturen nach:

- Wie wird in einer Kultur mit Macht und mit Ungleichheit umgegangen?
- Wird Individualismus oder Kollektivismus in einer Kultur bevorzugt?
- Ist die Kultur eher maskulin oder eher feminin geprägt?
- Wie wird mit Unsicherheit umgegangen?
- Gibt es eine kurzfristige oder eine langfristige Orientierung? (vgl. von Schlippe et al. 2003, 32ff.)

Hofstede hat über diese Dimensionen sehr viele Kulturen bzw. Länder verglichen und entsprechende Schwerpunktprofile, insbesondere für das interkulturelle Management in Wirtschaftsunternehmen, erstellt (vgl. www.geert-hofstede.com). Alexander Thomas, einer der Nestoren der kulturvergleichenden Forschung in Deutschland, verfolgt ein etwas erweitertes System von Kulturstandards. Sie betreffen Wertvorstellungen, Sach- und Personenorientierung, Einzel- und Gruppenorientierung, geringe und hohe Machtdistanz, Außen- und Innenorientierung, Distanzwahrung und -minimierung, monochrone und polychrone Zeitauffassung und Geschlechterrollen.

Es ist sehr aufwendig und schwierig, kulturelle Standards zu ermitteln und es ist sicher nahezu unmöglich, für alle Migrationshintergründe die kulturell bedingten Besonderheiten der Wahrnehmung, des Denkens und Verhaltens zu kennen und somit allen situativen Ansprüchen gerecht zu werden. Kulturstandards sind nichts Abgeschlossenes. So wie sich Kulturen entwickeln, verändern sich auch ihre wahrgenommenen Kerndimensionen. Kulturstandards basieren auf einer Perspektivenvielfalt (Außen-/Innenperspektive) und werden in der Regel aus der Analyse von „critical incidents" (Heringer 2004, 213) in kulturellen Überschneidungssituationen mittels inhaltsanalytischer Verfahren ermittelt. Dabei werden nach Möglichkeit sehr unterschiedliche Migrationshintergründe (z.B. Herkunft, Dauer, Art) und Interpretationsperspektiven (z.B. Alter, Geschlecht) zur Situationserfassung und -erklärung berücksichtigt.

Einige Beispiele:
Wertvorstellungen betreffen immer den innersten Kern eines Menschen. Sie werden uns am frühesten vermittelt, berühren emotional am stärksten, sind am schwersten bewusst zu machen und daher auch nur mühsam und in Grenzen änderbar. Während wir relativ schnell akzeptieren können, dass in anderen kulturell bestimmbaren Gruppen andere Symbole, Rituale und Verhaltensweisen anzutreffen sind, haben wir jedoch erhebliche Schwierigkeiten mit dem Akzeptieren der Tatsache, dass wir andere Wertvorstellungen vorfinden können. In *unseren* Wertvorstellungen sind nun einmal so fundamentale Themen wie Glauben, Gerechtigkeit, Freiheit, Gesundheit, Eigentum, Unantastbarkeit des menschlichen Lebens usw. verankert. Diese wertbehafteten Themen lösen als moralische Kategorien bei Widersprüchen häufig starke Emotionen aus und das Erleben stark voneinander abweichender Wertvorstellungen ruft schnell das Gefühl gegenseitiger Ablehnung hervor. Wir fühlen uns unter Umständen auch als die besseren, wissenderen, gerechteren Menschen. Handschuck et al. (2004, 245) berichten von Wertehierarchien, wie sie im Zusammenhang interkultureller Trainings erhoben wurden. 13 Wertbegriffe sollten in eine Rangfolge gebracht werden. Beschrieben wird eine Gruppe Niederländer, eine Gruppe Surinamer und eine Gruppe Marokkaner. Während bei den Niederländern die Begriffe „Selbstständigkeit", „Selbstvertrauen" und

„Ehrlichkeit" an erster bis dritter Stelle kamen, waren es bei den Surinamern „Gehorsam", „Religion" und „gute Manieren" und bei den Marokkanern „Religion", „Hilfsbereitschaft" und „Gastfreundschaft". Bei der marokkanischen Gruppe kamen „Selbstständigkeit und Selbstvertrauen" an letzter Stelle. Diese kleine Übung wird auch dadurch interessant, dass der wiederholte (allerdings nicht repräsentative) Einsatz der Werteliste bei deutschen Studierenden ebenfalls die Werte „Ehrlichkeit", „Selbstständigkeit" und „Selbstvertrauen" auf den Rangplätzen 1 bis 3 ausweist.

Monochrone und polychrone Zeitauffassung: Diese Dimension beschreibt verschiedene kulturspezifische Arten, Zeit wahrzunehmen. Für Menschen mit einer monochronen Zeitorientierung erscheint die Zeit als etwas von außen Kommendes, etwas Absolutes, nach dem man sich richten muss. Sie übt einen in die Zukunft gerichteten Druck auf das Denken und Handeln aus. Polychrone Zeitorientierung meint dagegen, dass es nachrangig ist, wie viel Zeit bestimmte Dinge in Anspruch nehmen oder ob sie bis zu einem bestimmten Zeitpunkt fertiggestellt sind.

Im deutschen Kulturraum ist die monochrone Zeitauffassung sehr verbreitet. Tagesabläufe sind in festgelegte Zeitabschnitte gegliedert. Termine und deren Einhaltung haben größte Priorität. Von öffentlichen Verkehrsmitteln wird erwartet, dass sie in der Regel pünktlich sind. Ämter, Einkaufsläden und Freizeiteinrichtungen haben exakte Öffnungszeiten. Zeitdruck und die daraus resultierenden Belastungen werden zwar thematisiert, aber weitgehend als normal empfunden. Vergangene Ereignisse spielen nur eine untergeordnete Rolle für die Gegenwart – als „Schnee von gestern".

In polychron organisierten Kulturen gibt man den Dingen die Zeit, die sie benötigen. Man nimmt sie sich auch. Prioritäten können kurzfristig geändert werden, Termine verschoben, Altes erst einmal unerledigt bleiben zugunsten von etwas Neuem, das anzufangen sich momentan anbietet oder wichtiger ist. Die Dinge existieren nebeneinander. Eine derartige Parallelität im Umgang mit der Zeit führt kulturell dazu, dass Vergangenheit und Gegenwart eine größere Rolle für das aktuelle Denken und Handeln spielen als die Zukunft. Auch Kinder haben ursprünglich eine polychrone Zeitorientierung (vgl. Nisbett 2005, De Coster 2013).

In der Kunsttherapie, in der es um kreatives Arbeiten geht, treffen beide Zeitauffassungen zusammen. Einerseits hat die Kunsttherapie eine monochrone Rahmenstruktur: sie ist terminlich in ein therapeutisches Gesamtkonzept eingebunden, für die einzelnen Veranstaltungen steht eine bestimmte Zeitdauer zur Verfügung, die Therapie hat einen ganz bestimmten, vom Leistungsträger bezahlten Zeitumfang. Andererseits geht es in der Kunsttherapie um künstlerische Prozessmerkmale, die es erfordern, den Vorgängen der Wahrnehmung, der Auseinandersetzung mit dem Material, der Formfindung und Verdichtung die ihnen gemäße Zeit einzuräumen. Das stellt für Kunsttherapeuten manchmal eine nicht unerhebliche Schwierigkeit dar, Anfang und Ende des Gestaltens zu bestimmen und zu entscheiden, wieviel Offenheit ein bildnerischer Prozess am Ende einer Therapiestunde verträgt. Auch für Patienten, die aus monochron orientierten Lebenskontexten kommen, stellt die Umstellung auf die polychrone Zeitauffassung der Kunsttherapie völlig neue Anforderungen. Häufig sind sie anfangs in kürzester Zeit mit ihren Gestaltungen fertig. Und erst allmählich können sie sich darauf einlassen, dass bestimmte innerpsychische Vorgänge, aber auch der Gestaltungsvorgang selbst, eine eigene Zeitstruktur haben, der man sich nicht entziehen kann. Auch das ist ein Ziel von Kunsttherapie: zu erleben, dass bestimmte Dinge ihre ihnen gemäße Zeit brauchen und diese Erfahrung für das eigene Leben nutzbar zu machen.

Einzel- und Gruppenorientierung: Diese Dimension meint, wie Personen ihr Selbst im Verhältnis zu den sozialen Gruppen definieren, denen sie angehören. Die meisten Deutschen erscheinen in dieser Hinsicht eher einzelorientiert: Selbstständigkeit, Selbstverwirklichung, Unabhängigkeit gelten bereits in der Erziehung als hoher Wert. „Jeder ist seines Glückes Schmied“, ist für sich selbst verantwortlich, soll für sich selbst sorgen. Gruppenorientierte Kulturen legen mehr Gewicht auf die Bindung zwischen den Gruppenmitgliedern. Die kann so stark sein, dass die Gruppe maßgeblichen Einfluss darauf hat, was die einzelnen Gruppenmitglieder denken, fühlen, wie sie sich verhalten, wen sie zum Partner nehmen usw. Es entsteht ein eng verwobenes Beziehungsgefüge, dessen Verletzung sowohl für den Einzelnen als auch für die Gruppe erhebliche Auswirkungen haben kann.

In diesem Zusammenhang wird oft diskutiert, ob einzelorientierte Kulturen im Unterschied zu gruppenorientierten Kulturen eher über das Erleben bzw. Verdrängen von Schuld als über das Erleben/Verdrängen von Scham reguliert werden, was andere psychodynamische Prozesse nach sich ziehen würde: Schuld als eine Emotion, die auf Fehlereinsicht, Reue, Wiedergutmachung und situative Entschuld(ig)ung sowie Stärkung der Autonomie ausgerichtet ist und Scham als das Gefühl der Bloßstellung im Sozialen, der Herabsetzung durch andere, der Verwerfung und der Stärkung durch die neuerliche Integration in eine Gemeinschaft. Festgestellt wurde (Werden 2013), dass beide Erlebnisqualitäten in beiden Kulturformen anzutreffen sind und eine einfache Unterscheidung in Scham- und Schuldkulturen (Benedict 2006) zu kurz greift. Schuld als Verletzung der persönlichen Integrität löst die Scham eines Individuums vor sich selbst aus (einzelorientierte Kulturen), und die Zugehörigkeit zu einer Gemeinschaft ist in gruppenorientierten Kulturen stark an die Einhaltung bestimmter Normen und Regeln gebunden, was im Verletzungsfall zu starken Schuldgefühlen führen kann (vgl. auch Werden, 209f.).

Deter (2012) berichtet: Im Rahmen einer japanisch-deutschen Jahrestagung von Psychosomatikern 2011 wurde der Fall einer japanischen 28jährigen Patientin besprochen, die an schwerem Haarausfall litt und die über ihre Lage sehr verzweifelt war. Der Verlauf, der zuerst zwischen deutschen und japanischen Ärzten getrennt ablaufenden Fallbesprechung, zeigte deutliche kulturelle Unterschiede. Die deutsche Gruppe verbalisierte zuerst ihre eigene individuelle Befindlichkeit und Betroffenheit, wie es ist, wenn einen eine solche Krankheit ereilt. Es wurden mögliche psychische Schwierigkeiten assoziiert: Ängste um das eigene Aussehen, den eigenen Wert, Scham- und Schuldgefühle. Ausführliche dermatologische endokrinologische Untersuchungen erschienen erforderlich. Wichtig erschien die Isolierung und Verängstigung der Patientin durch Streitereien der Eltern und vermutete Identifikationsprobleme mit der Mutter. Die Situation der Patientin wurde als individuelles „Drama“

oder „Trauma" verstanden, mit dem Ziel ihrer individuellen Weiterentwicklung als autonome Person. Die japanische Gruppe diskutierte, dass es erst einmal um objektivierbare Befunde gehe. Dabei solle man sich nicht von Phantasien, Annahmen oder Gefühlen leiten lassen. Die Gruppe spürte großes Mitleid mit der Lage der Patientin und ihre tiefe Traurigkeit in der Interaktion. Eine Lösung schien die Harmonisierung der Beziehung zwischen ihr und ihren Eltern zu sein. „Nichtharmonieren" wird in dieser Kultur als „Trauma" verstanden, das nicht individuell, sondern als gemeinschaftliches Thema betrachtet werden muss (vgl. Deter 2012, 81).

Hier scheinen zwei verschiedene Therapieziele und damit wahrscheinlich auch unterschiedliche Therapiewege durch: Auf der einen Seite Identitätsstärkung und die Ausbildung eines starken Ich-Gefühls. Und auf der anderen Seite Beziehungsharmonisierung und die Wiederherstellung eines starken Wir-Gefühls. Interessant an diesem Fall ist, wie schnell selbst bei großem interkulturellen Interesse und bei großer Offenheit der jeweils eigene Blick, die jeweils eigenen kulturellen Prägungen und Standards die Wahrnehmung und den Situationsverlauf bestimmen und damit auch die Therapieziele und den Therapieprozess beeinflussen.

Es zeigt sich eine Problematik, die in den letzten Jahren im Bereich der Therapie zunehmend Aufmerksamkeit gewinnt. Lehrbuchtitel wie „Praxis der interkulturellen Psychiatrie und Psychotherapie", 2011 herausgegeben von Wielant Machleidt und Andreas Heinz zeigen sowohl das Interesse, mehr aber noch die Notwendigkeit, sich im therapeutischen Beziehungsraum der Frage nach der Kulturspezifik von Krankheit und Gesundheit zu stellen. So leben in Deutschland ca. 7,5 Millionen Ausländer und ca. 20 Prozent der deutschen Bevölkerung hat einen Migrationshintergrund. Die Deutsche Gesellschaft für Psychiatrie, Psychotherapie und Nervenheilkunde hat bereits 2002 und überarbeitet 2011 die „12. Sonnenberger Leitlinien zur psychiatrisch-psychotherapeutischen Versorgung von Migranten in Deutschland" formuliert. Sie fordern einen niedrigschwelligen, kultursensitiven Zugang zur therapeutischen Versorgung, die Bildung multikultureller Behandlungsteams, den Einsatz geschulter Fachdolmetscher, die Beteiligung der Betroffenen und ihrer Angehörigen, die Verbesserung der Information über Versorgungsangebote durch muttersprachliche Medien, aber auch die Aus-, Fort- und Weiterbildung des Fachpersonals, die Unterstützung von Selbsthilfegruppen bis hin zur Aufnahme transkultureller Inhalte in die Ausbildung an Hochschulen und die Durchführung entsprechender Forschungsprojekte (vgl. Machleidt 2011, 135ff.).

In der international üblichen WHO-Klassifikation von Krankheiten, auch von psychischen Störungen, der ICD-10 (International Statistical Classification of Diseases and Related Health Problems), findet sich bis heute keine ausreichende Berücksichtigung kultureller Faktoren. Es werden lediglich kulturspezifische Symptomatiken wie z.B. Amok, Latah (Indonesien, Malaysia), Dhat (Indien, China) oder Koro (Südost-Asien) abgebildet und auf die Kodierungen in der ICD-10 bezogen. Das in den USA weit verbreitete DSM (Diagnostic and Statistical Manual of Mental Disorders) verfügt inzwischen (seit seiner 4. Auflage) über spezielle Abschnitte im Begleittext, die kulturspezifische Aspekte zu den jeweiligen Störungsbildern aufzeigen. Darüber hinaus hilft ein Leitfaden bei der Beurteilung kultureller Einflussfaktoren auf weltweit diagnostizierte Krankheiten (vgl. Callies et al. 2011, 193).

Beim Umgang mit Migranten und Migrantinnen in der Therapie sind Kenntnisse der soziokulturellen Rahmenbedingungen, Kenntnisse über religiöse Überzeugungen, Rituale und Verhaltensnormen für die Einschätzung von Symptomen, Phänomenen und vor allem für die Einschätzung der künstlerischen Gestaltungen von erheblicher Bedeutung. Zum Beispiel ist das Sehen und Hören von Geistern, insbesondere Ahnengeistern in verschiedenen Kulturen im Rahmen ritueller Handlungen üblich und sollte nicht als Symptom einer psychotischen Störung fehlinterpretiert werden. Darauf verweisen auch Wohlfahrt et al. (2006, 144), wenn sie den kulturell fremden Menschen als Patient beschreiben, als einen Menschen

- der vielleicht noch nicht in der Lage ist, sich sprachlich ausreichend zu verständigen,

- von dem nicht ohne weiteres angenommen werden kann, dass er ähnliche Wertvorstellungen hat, die auf der gleichen Historizität oder Religion basieren wie die des Therapeuten,
- mit dem es keine geteilte Lebens- und Alltagswirklichkeit gibt,
- dessen Krankheitsverständnis und Krankheitsausdruck, gerade bei psychischen Erkrankungen völlig anders sein kann,
- der in seinem Heimatland andere therapeutische Systeme – z.B. traditionelle Rituale und Heiler – aufsuchen würde
- dessen reale Welt möglicherweise bereits vor der psychischen Störung die Welt der Geister einschloss.

Kulturelle Einflussfaktoren, insbesondere Kindheitserfahrungen und die damit verbundene biografische Erfahrung von Krankheit und Gesundheit können auch in der Kunsttherapie für den Therapieprozess und den Therapierfolg entscheidend sein. Das hat Auswirkungen auf die therapeutische Beziehung, auf die Entwicklung adäquater Perspektiven auf Patienten, ihre Lebensrealität und mögliche Therapieziele. Es hat aber auch Auswirkungen auf die Auswahl bestimmter Medien und Materialien (Dannecker 2006), auf die Auswahl von Gestaltungsthemen und Interventionsentscheidungen (Reichelt 2014), auf die Interpretation des Entwicklungsniveaus von Zeichnungen (Richter 2001), die Wahl des geeigneten Settings einer Einzel- oder Gemeinschaftsarbeit (Eckert 2013) bis hin zu Abbildtabus und dem Einsatz von Sprache zur Kommunikation bildnerischer Prozesse (Herzka Bollinger, 2008).

Epilog:
Es ist der Blick, mit dem wir in die Welt sehen und sie uns damit gleichzeitig zu eigen machen. Hans Belting (2008) verweist in seinem Buch „Florenz und Bagdad“ mit seiner differenzierten west-östlichen Geschichte des Blicks auf die Kulturgebundenheit dieses „Blickens“, die sich bis heute erhalten hat. Blicken, das Wahrnehmen der Welt in und um uns und das, was wir davon ausgehend in Bildern gestalten, ist stark kulturell geprägt. Die vorgestellten kulturellen Standards sind wohl Hilfsmittel des Hinse-

hens, des Blickens. Gleichzeitig sind sie aber auch selbst unserer Kulturgebundenheit des Blickens unterworfen – worauf achten wir, worauf legen wir Wert beim Vergleich verschiedener Kulturen. In Europa haben sich mit der Entdeckung oder Erfindung der Perspektive die Bilder grundlegend gewandelt und damit auch der Blick, der es dem Betrachter ermöglicht, unterschiedliche Standorte, Perspektiven zu einem Sachverhalt einzunehmen.

Die Perspektive und vor allem die Möglichkeit des Perspektivenwechsels führen allerdings zu einer nicht immer erwünschten Einengung persönlicher Räume. Alles kann sichtbar gemacht werden, alles wird abgebildet, alles wird öffentlich. Wir wollen hinter die Schleier sehen, mit denen sich das Subjekt in seiner Intimsphäre zu schützen versucht. Belting schreibt: „Im Blick liegt ein Akt der Selbstbehauptung, der uns zum Subjekt führt, das mit dem Blick Gewalt ausübt oder im Blick Gewalt erleidet." (ebd., 284) Kulturell betrachtet weist die Scheu vor Bildern oft auf Tabus hin, die dem Blick galten und gelten – deutlich bemerkbar beim Versuch, in manchen Kulturen Fotos von Personen zu machen, sozusagen zu „schießen" (ebd., 285). Die Selbstkontrolle des Blicks dient dem Schutz der Intimsphäre, der eigenen wie der der Anderen.

„Der Schleier, der heute zu einem Symbol für die Unterdrückung der Frau in islamischen Gesellschaften wird, war einmal Teil einer fein abgestuften Blickkultur, welche beide Geschlechter in die Pflicht nahm und die Grenze zwischen privatem und öffentlichem Raum regelte. Während die Frauen sich verschleierten, waren die Männer gehalten, ihre Augen abzuwenden." (ebd., 285); eine Perspektive, die manchmal hinsichtlich ihrer positiven Qualitäten aus dem Blick gerät.

Auch in Europa gab es historisch wechselnde Regeln des Blickens: Wer durfte wen ansehen, auf was durfte der Blick nicht gerichtet werden bzw. zu wem sollte er erhoben werden. Heute ist unser Blick eher distanzlos, sezierend und voyeuristisch.

Ich habe bisher einige ausgewählte Aspekte beschrieben, wie Kultursensibilität im Kontakt des Eigenen mit dem Fremden gefördert werden kann, wie wir uns durchaus notwendiges Wissen für Therapie und Beratung aneignen können und wie wir dabei kulturelle Standards als Hilfsmittel des Verstehens und der Verständigung nutzen können. Schließen möchte ich allerdings mit einem Plädoyer, nicht jeden Schleier lüften zu wollen. Die Kulturgebundenheit unseres Blicks ist Ausdruck unserer kulturellen Geschichte und Verankerung. Sie ermöglicht es uns, mit westlich geprägten wissenschaftlichen und künstlerischen Methoden und Techniken zu großen Kenntnissen und zu umfangreichen Erfahrungen zu kommen. Die Kulturgebundenheit unseres Blicks zeigt uns auch bei aller Erkenntnis und Erfahrung unsere Grenzen beim Verstehen, bei der Verständigung mit dem Anderen, dem Fremden.

Literatur

Basu, H. (2011): Ethnologische Aspekte der Migration. In: Machleidt, W./ Heinz, A. (Hrsg.): Praxis der interkulturellen Psychiatrie und Psychotherapie. München: Elsevier, 19–26.

Belting, H. (2008): Florenz und Bagdad – Eine westöstliche Geschichte des Blicks. München: C.H. Beck.

Benedict, R. (2006): Chrysantheme und Schwert. Formen der japanischen Kultur. Frankfurt/Main: Suhrkamp.

Buber, M. (1995): Ich und Du. Stuttgart: Reclam.

Callies, I. T./Behrens, K. (2011): Kultursensible Diagnostik und migrationsspezifische Anamnese. In: Machleidt, W./Heinz, A. (Hrsg.): Praxis der interkulturellen Psychiatrie und Psychotherapie. München: Elsevier, 191–197.

Dannecker, K. (2006): Psyche und Ästhetik. Die Transformationen der Kunsttherapie. Berlin: MVV.

De Coster, L./Blanchard, C. (2013): Die Zeitvorstellungen junger Kinder und das Zeitverständnis in unserer Gesellschaft. <www.erzieherin.de> (23.02.2014, 19:27).

Deter, H.-C. (2012): Die Hashizume/Schüffel-Fallbesprechungsgruppe als Möglichkeit eine Arzt-Patient-Beziehung interkulturell zu verstehen. Zeitschrift für Psychotherapie, Psychosomatik, medizinische Psychologie (PPmP) 62, 81–82.

Eckert, R. (2013): Bilderflut und Bilderverbot. Kunsttherapie in der internationalen Nothilfe für Kinder und Jugendliche. Kunst & Therapie. Zeitschrift für bildnerische Therapien 2013/2, 12–25.

Freud, S. (1961): Neue Folge der Vorlesungen zur Einführung in die Psychoanalyse. XXXI. Vorlesung. In: Freud, S.: Gesammelte Werke Bd.15. Frankfurt: Fischer, 62–86.

Goodenough, W. H. (1957): Cultural Anthropology and Linguistics. In: Garvin, P. L. (ed.): Report of the Seventh Annual Round table Meeting on Linguistics and Language Study. Washington, D.C.: Georgetown University, Monograph Series on Language and Linguistics Nr. 9, 167–173.

Grammer, K./Eibl-Eibesfeld, I. (1993): Emotionspsychologische Aspekte im Kulturvergleich. In: Thomas, A. (Hg): Kulturvergleichende Psychologie. Göttingen: Hogrefe, 297–322.

Grossmann, K. E. (1993): Universalismus und kultureller Relativismus psychologischer Erkenntnisse. In: Thomas, A. (Hg.): Kulturvergleichende Psychologie. Göttingen: Hogrefe, 53–80.

Grossmann, K. E./Grossmann, K. (2010): Kindliche Bindungen in kulturvergleichender Sicht: Beobachtungen auf einer Südseeinsel. In: Mayer, B. / Kornadt, H.-J. (Hrsg.): Psychologie – Kultur – Gesellschaft. Wiesbaden: VS Verlag für Sozialwissenschaften, 71–100.

Handschuck, S./Klawe, W. (2004): Interkulturelle Verständigung in der Sozialen Arbeit. Weinheim/München: Juventa.

Heringer, H. J. (2010): Interkulturelle Kommunikation: Grundlagen und Konzepte. Stuttgart: UTB.

Herzka Bollinger, R. (2008): Jenseits sprachlicher Grenzen. Verarbeitung von Migrationserfahrung in inneren und äußeren Bildern. Kunsttherapie mit kriegstraumatisierten Migranten. Berlin: MVV.

Machleidt, W./Heinz, A. (Hrsg.) (2011): Praxis der interkulturellen Psychiatrie und Psychotherapie. München: Elsevier.

Nisbett, R. E./Miyamoto, Y. (2005): The influence of culture: holistic versus analytic perception. Trends in Cognitive Sciences 9 (10), 467–473.

Reichelt, S. (2014): „Nur nicht mehr daran denken" – Kunsttherapie als psychischer Befreiungs- und Individuationsprozess. In: Gruber, H./Rolff, H. (Hrsg.): Kunsttherapie und interkulturelle Verständigung. Berlin: EB-Verlag. [Im selben Band]

Richter, H. G. (2001): Kinderzeichnung interkulturell. zur vergleichenden Erforschung der Bildnerei von Heranwachsenden aus verschiedenen Kulturen. Münster: LIT.

Rottenaicher, K. (2007): Lateinamerika: Argentinien. In: Thomas, A./Kammhuber, S./Schroll-Machl, S. (Hrsg.): Handbuch interkulturelle Kommunikation und Kooperation (Bd.2): Länder, Kulturen und interkulturelle Berufstätigkeit. Göttingen: Vandenhoeck & Ruprecht, 161–170.

Schlippe, A. von/El Hachimi, M./Jürgens, G. (2003): Multikulturelle systemische Praxis. Heidelberg: Auer.

Schwarz, B. (2010): Generationenbeziehungen im Kulturvergleich. In: Mayer, B./ Kornadt, H.-J. (Hrsg.): Psychologie – Kultur – Gesellschaft. Wiesbaden: VS Verlag für Sozialwissenschaften, 141–160.

Thomas, A. (1993): Wie verhandelt man mit Chinesen? Warum erleben Amerikaner Deutsche als stur? Psychologie der Begegnung mit fremden Kulturen. Blick in die Wissenschaft. Forschungsmagazin der Universität Regensburg 2 (2), 14–21.

Thomas, A. (1996): Analyse der Handlungswirksamkeit von Kulturstandards. In: Thomas, A. (Hg.): Psychologie interkulturellen Handels. Göttingen: Hogrefe, 107–135.

Trommsdorff, G. (2010): Gegenseitige Bereicherung psychologischer und sozial- und wirtschaftswissenschaftlicher Forschung. Eine kulturvergleichende Perspektive. In: Mayer, B./Kornadt, H.-J. (Hrsg.): Psychologie – Kultur – Gesellschaft. Wiesbaden: VS Verlag für Sozialwissenschaften, 273–314.

UNESCO (1982): Erklärung von Mexiko-City über Kulturpolitik. Weltkonferenz über Kulturpolitik 26.07. – 6.8.1982. <www.unesco.de> (11.09.2013, 11:24).

Waldenfels, B. (2006): Grundmotive einer Phänomenologie des Fremden. Frankfurt/Main: Suhrkamp.

Werden, R. (2013): Schamkultur und Schuldkultur. Revision einer Theorie. <www.freidok.uni-freiburg.de/volltexte/9175/pdf/Dissertation_Werden.pdf> (16.04.2014, 09:12)

WHO/Dilling, W./Mombour, W./Schmidt, M. H./Schulte-Markwort, E. (2011): Internationale Klassifikation psychischer Störungen. Bern: Huber.

Wohlfahrt, E./Hodzic, S./Özbek, T. (2006): Transkulturelles Denken und transkulturelle Praxis in der Psychiatrie und Psychotherapie. In: Wohlfahrt, E./Zaumseil, M. (Hrsg.): Transkulturelle Psychiatrie – Interkulturelle Psychotherapie. Heidelberg: Springer, 143–168.

www.geert-hofstede.com (24.02.2014, 10:15)

„Nur nicht mehr daran denken“ Kunsttherapie als psychischer Befreiungs- und Individuationsprozess einer traumatisierten Jugendlichen aus dem Kosovo

Stefan Reichelt

Einführung

„Als er diese paar Sätze geschrieben hatte, traten der Schock, die Angst und die Verzweiflung in den Hintergrund. Er war fast euphorisch gestimmt. Es glich der plötzlichen Wirkung eines Medikaments, und doch lag es an nichts weiter als dem Umstand, daß er ein paar Sätze geschrieben hatte. Sätze, die ihm nicht vorgeschrieben gewesen waren. Er hatte etwas zu der Situation hinzugetan. Sie erweitert, sie mitgestaltet. [...]. Nicht der Umstand, daß er etwas wirklich Bedeutsames getan hatte, sondern der, daß er überhaupt etwas getan hatte, war für den plötzlichen Stimmungsumschwung verantwortlich. [...]. Das Stück Papier war doch ein Ort, der dokumentierte, daß er aus sich heraustreten konnte. Wenn man so will, war das Stück Papier der Ort seines Ichs.“ (Reemstma 1998, 204f.)

Reemstma, der entführt und mehrere Wochen in einen Keller gefangen gehalten wurde, beschreibt in diesen Zeilen das Zurückerobern einer äußerlich kleinen, psychisch jedoch enorm bedeutsamen Region autonomen Handelns in einer Situation auswegloser Fremdbestimmung. Traumatisierte Kinder und Jugendliche erleben Ähnliches, wenn sie malend beginnen, ihr Leben wieder selbstbestimmt zu gestalten. Wo verbale Therapiemethoden aus unterschiedlichen Gründen an Grenzen stoßen, öffnen Bilder Zugänge zu abgekapselten Erinnerungen und ermöglichen deren schrittweise Bearbeitung und Transformation. Die Arbeit am Trauma konfrontiert mit zahlreichen Herausforderungen, die sich nur im Zuge verlässlicher, auf Empathie, Wohlwollen und dem Gefühl des Gehaltenseins basierenden Beziehungsstrukturen (Tagay et al. 2013, 52) bewältigen lassen. Der Erfolg kunsttherapeutisch fundierter Traumatherapien beruht auf mehreren Bedingungsfaktoren. Dazu zählt u.a. die Erneuerung des beschädigten Vertrauens in die Zuverlässigkeit sozialer Beziehungen, das Entschlüsseln appellativer Bildmaterialien, die Dosierung stabilisierender wie konfrontativer Methoden im Rahmen einer individualisierten Prozesssteuerung sowie der professionelle Umgang mit dissoziativen Abwehrmechanismen unterschiedlicher Art (Reichelt 2011).

In der Therapie traumatisierter Migranten können zudem spezifische Schwierigkeiten auftreten. Dazu gehören:

- sprachbedingte Verständigungsprobleme
- ein unklarer Erwartungs- und Motivationshintergrund
- verbal schwer zu schließende Lücken in der Biografie- und Traumaanamnese
- kulturell bedingte Unterschiede hinsichtlich der Bewertung traumatischer Erlebnisse und Folgestörungen
- ein erschwerter Zugang zu therapeutischen Behandlungsressourcen, was lange Wartezeiten und fixierte Symptomcluster zur Folge haben kann
- belastende Auseinandersetzungen mit Ämtern und Behörden
- eine unsichere Bleibesituation im Aufenthaltsland

Fallvignette Johanna

Anamnese

Johanna lebte zwischen dem 4. und 8. Lebensjahr im Kriegsgebiet des ehemaligen Jugoslawien. In diesem Zeitraum hielten sich Vater und Schwester bereits in Deutschland auf. Währenddessen sollten Johanna und ihre Mutter das Haus der Familie vor Plünderung und Zerstörung schützen. Zu Beginn der therapeutischen Kontakte liegen zahlreiche Hinweise auf multiple Traumata vor. So war die Patientin Zeugin von Erschießungen, Deportationen und anderen Gewalterfahrungen unterschiedlicher Intensität. Der Überfall maskierter Soldaten, die in das Elternhaus eindrangen, die Bewohner vertrieben und das Gebäude in Brand setzten, gilt als traumatisches Schlüsselerlebnis.

Symptomatik
Sozialer Rückzug, Flashbacks, Alpträume, aggressive Impulsdurchbrüche, Panikattacken sowie massive Verweigerungstendenzen in Schule und Familie. Die Therapie wird nach sechs Jahren ohne traumatherapeutische Unterstützung von Johannas Klassenlehrerin „wegen größter Ängste in Kombination mit unauflösbaren Blockade- und Verweigerungshaltungen“ angeregt.

Diagnose
Posttraumatische Belastungsstörung (F 43.1G)

Behandlungszeitraum
14,2 – 16,4

Therapiemodus
Im Anschluss an eine intensivtherapeutische Krisenintervention im Rahmen einer stationären Eltern-Kind-Woche erfolgt die Weiterbehandlung ambulant im 14-tägigen Rhythmus. Die Anschlusstherapie findet wechselweise im spontan-assoziativen und themenzentrierten Ausdrucksmodus statt und integriert kunsttherapeutische, psychotherapeutische und psychotraumatologische Methoden. Johanna wird von ihrer ebenfalls hochgradig belastet wirkenden Mutter zu den Therapiestunden begleitet, die sich ihrerseits im Kontakt zu einer Psychologischen Psychotherapeutin stabilisiert, die Auseinandersetzung mit den eigenen Erlebnissen jedoch konsequent vermeidet („Nur nicht mehr daran denken“). Eine besondere Herausforderung ergibt sich aus dem Umstand, dass zwischen Patientin und Therapeut keine verbale Verständigung möglich ist. Johanna versteht zwar langsam gesprochenes Deutsch, spricht es jedoch nicht, sodass die Bildsprache als universell nutzbares Medium interkultureller Kommunikation dient.

Im Behandlungsverlauf entstanden insgesamt 128 Darstellungen, die vielfältige Themen und Motive variieren. Aus Gründen der besseren Vergleichbarkeit werden nachfolgend ausschließlich Selbstportraits im Bild dokumentiert. Sie zeigen die Patientin in unterschiedlichen Phasen psychischer Befindlichkeit und bieten die Möglichkeit, Prozesse der Eigenwahrnehmung über verschiedene Stufen der Individuation zu konkretisieren (Hampe 2001) und als autodialogisches Wandlungsgeschehen zu dokumentieren (Marian et al. 2002, 389). Auf EMDR und andere traumatherapeutische Methoden (vgl. Landolt et al. 2012), die parallel zur Anwendungen kamen, kann hier ebenfalls nicht näher eingegangen werden. Eine vollständige Dokumentation des nachfolgend skizzierten Entwicklungsverlaufs lässt sich an anderer Stelle nachlesen (Reichelt 2008, 158–186).

Behandlungsphase I: Stabilisierung

Während des Erstkontakts wird Johanna von starken Angstzuständen überflutet, die sich in anhaltendem Zittern und Weinen artikulieren. Die Patientin wendet ihr Gesicht ab, vermeidet Blickkontakt und weigert sich, nachdem sie das Therapiezimmer betreten hat, ihre Jacke auszuziehen. Nach einer halben Stunde klingt das hohe Erregungsniveau langsam ab. Im Anschluss malt Johanna spontan eine großformatige *Sailormoon*-Figur, die sie der gleichnamigen TV-Serie entlehnt. In einer weiteren Spontanfiguration zeichnet sich die Patientin in steifer Pose an das Fußende ihres Bettes. Auf den Kissen liegen die Stabilisierungsobjekte *Pokémon* und *Diddl* griffbereit (Abb. 1).

In den mit maximalem Kontrollverlust assoziierten Einschlafsituationen nimmt Johanna beide Figuren in konstanten Selbstberuhigungsritualen in den Arm, um das ansteigende Spannungsniveau zu regulieren. Eine weitere Spontandarstellung visualisiert die Empowermentqualität der *Pikachu*-Figur: Im Moment der Bedrohung schleudert sie Energieblitze in die Umgebung und initiiert die Abwehr negativer Kräfte. Weitere Figurationen dieser Zeit zeigen ein Haus im Regen, das sich als spontanes Eintrüben emotionaler Befindlichkeit deuten lässt, und einen Vulkanausbruch. Zum Ende der Eltern-Kind-Woche ist der anfängliche Stresspegel deutlich gefallen. Ohne erneut von Panikattacken überwältigt zu werden, wirkt Johanna zwar weiterhin belastet, zugleich agiert sie zunehmend explorativ und zeigt im therapeutischen Kontakt kein Verweigerungsverhalten mehr.

Nach dem Wechsel in das ambulante Therapiesetting mobilisiert Johanna zunächst weiterhin omnipotente Helferfiguren. Nachfolgend entsteht spontan ein weiteres Selbstportrait (Abb. 2). Im hochgeschlossenen Kleid, die Arme auf dem Rücken verschränkt, präsentiert sich die Patientin ernst und belastet. Obwohl märchenhaft-romantische Attribute den Versuch einer Gegenakzentuierung erkennen lassen, ist ihr Einfluss auf die Bildatmosphäre nur marginal. Abb. 3 zeigt die Teilansicht einer jungen Frau vor violettfarbenem Hintergrund. Nachdrücklich weist Johanna auf belastende Affekte hin, indem sie die weit geöffneten Augen der dargestellten Figur berührt und mit den Fingern den Spuren folgt, die die Tränen in ihrem Gesicht hinterlassen. Die anfängliche Distanz zum Therapeuten ist zwischenzeitlich in einen vertrauten Kontakt übergegangen. Johanna erscheint motiviert zu den Therapieeinheiten und signalisiert genaue Vorstellungen zur inhaltlichen Gestaltung der Stunden, die präzise auf ihre Bedürfnisse abgestimmt werden sollen. Gegen Ende der Behandlung sucht sie regelmäßig Entspannung im Rahmen interaktiver Ball- und Wettkampfspiele. Die motorische Aktivität setzt die während des Malens nicht vollständig entladene, im *Freezing*-Modus gebundene Energie in Form spielerischen Weglaufens und Kämpfens frei. Auf diese Weise lässt sich die Blockade instinktgesteuerter *fight-or-flight*-Optionen (vgl. Huber 2005, 41ff.) retrospektiv auflösen.

Nach einer längeren Ferienpause zeigt sich Johanna motiviert, die Behandlung fortzusetzen. Ihre Familie bestätigt diese Einschätzung: Der Therapiemorgen sei der einzige Tag, an dem Johanna gerne aufstehe, zudem spreche sie zuhause mittlerweile mehr und wirke in vielen Alltagssituationen selbstbewusster. Nach einer zwischenzeitlich aufgetretenen Krise, in der Feuer in einer Alltagssituation als sensorischer Stresstrigger fungiert, berichtet die Schule von deutlichen Anzeichen psychischer Erholung: Johanna gebe sich im Kontakt zu ihren Mitschülern offener, zeige mehr Initiative und beteilige sich aktiv am Unterricht.

Behandlungsphase II: Konfrontation

Zu Beginn der Expositionsphase dient eine in der ersten Therapiephase entstandene Zeichnung – sie zeigt den Überfall der Soldaten auf das Elternhaus – als Stimulanzmotiv zielgerichteter Traumabearbeitung: Johanna deutet im Bild auf die Panzer, schüttelt abwehrend den Kopf und gestaltet daraufhin ein weiteres Selbstportrait (Abb. 4), das sie auf den Belastungscluster Ohnmacht, Angst und Trauer zuspitzt. Die Patientin berührt die Spuren, die die Tränen auf dem Papier hinterlassen und bedeutet dem Therapeuten, dass die eigenen Affekte gemeint sind. Nach einer längeren Phase, in der sich Johanna ohne sichtbare Gefühlsregung in ihrem Bild wie in einem Spiegel betrachtet, hebt sie die zerstörerische Kraft des Feuers hervor, indem sie die Farben Gelb, Orange und Rot mit druckstarken Malbewegungen zu einer Kulisse intensiver Bedrohung verdichtet. Die kühlende Komplementärwirkung der hellen Blau- und Grüntöne im Binnenbereich der Darstellung scheint sich jedoch gegen die bedrohliche Umgebung behaupten zu können, so dass das aggressive Rot die Körpergrenze der Patientin im Intermediärraum des Bildes anscheinend nicht überspringen und verletzen kann.

Eine genaue Beobachtung der psychovegetativen Begleitreaktionen (kein Blickkontakt, diffuser Aufmerksamkeitsfokus, deutliche Anspannungsreaktion) signalisiert demgegenüber eine grenzwertige Erregungsintensität. Demgegenüber gilt für Prozesse effektiver Nachbearbeitung und Integration ein mittelgradiges Erregungsniveau als optimal (Huber 2005, 186).

Zum Ende der Konfrontationsphase, die sich über mehrere Monate erstreckt und zur Regulation aufkommender Ängste regelmäßig auch stabilisierende Interventionen und Motive (Engel- und andere Helferfiguren) integriert, malt Johanna erstmals Bilder, deren Konzept auf einer entzifferbaren Richtungssymbolik basiert: Der progressiven Entwicklungsseite zugewandt, scheint ein Vogel vor hellblauem Hintergrund von der Sonne in der rechten oberen Bildecke angezogen zu werden. Als wolle sie die Aussage dieser Botschaft demonstrativ bekräftigen, realisiert Johanna das Motiv anschließend spontan ein weiteres Mal. Erneut blickt ein Vogel in identischer Haltung zur rechten Bildseite. Getragen von einem starken Ast, sitzt er auf einem weitgehend kahlen Baum. Das leuchtende Sonnenmotiv fehlt in dieser Variante, bedeutungsähnlich wird es durch grün treibende Blätter ersetzt, die dem zukunftsorientierten Entwicklungspol entgegenzuwachsen scheinen.

Während einer mehrwöchigen Therapiepause reist Johanna erstmals nach Kriegsende in ihr Heimatland. Nach der Rückkehr entsteht spontan ein großformatiges Schiff. Einerseits repräsentiert das Objekt Erinnerungen an die zurückliegenden Reise. Als Sinnbild der Lebensfahrt (ARAS, 2011, 450) lässt es sich im biografischen Verständniskontext zugleich als Symbol veränderter Selbstrepräsentanz lesen, das regressive und progressive Komponenten psychischer Ganzwerdung integriert. Während Johanna die Sonne in der linken oberen Bildecke platziert und der Kapitän in diese Richtung schaut, treibt die Rauchfahne oberhalb des Schornsteins nach rechts. Dort befindet sich eine zweite Person, die den Anker auf der Heckseite zu Wasser fallen lässt. Imaginiert sich Johanna während des Malens selbst auf dieses Schiff, liegen Vergangenheit und Zukunft gleichermaßen in Sichtweite. Beide Perspektiven bilden ein bruchloses Raum-Zeit-Kontinuum, das traumatisierten Individuen mit Leerstellen im Identitätserleben typischerweise nicht verfügbar ist (Herman 2003). Im Zuge des Gestaltungsprozesses wirkt Johanna nun deutlich entspannt, sie lacht häufig und demonstriert eine selbstbewusste Körperhaltung. Gegen Ende der Therapieeinheit entsteht eine zweite Spontandarstellung, die eine neue soziale Orientierung andeutet: Arm in Arm spazieren Johanna und eine Freundin, die sie während der Ferien kennenlernte, durch die Straßen ihrer Heimatstadt (Abb. 5). Im oberen Bildsegment hat Johanna die Namen beider Mädchen demonstrativ vermerkt (in der Abb. abgedeckt).

Behandlungsphase III: Integration

Neben den Festen des Jahreszyklus thematisiert Johanna in ihren Darstellungen aktuell in erster Linie Alltagsbegebenheiten. In der Schule beteilige sie sich an allen Unterrichts- und Klassenaktivitäten, zeige keine phobischen Reaktionen mehr und beginne leise zu sprechen. Gleichzeitig normalisieren sich die familiären Interaktionen: Johanna nehme gemeinsam mit Eltern und Geschwistern die Mahlzeiten ein und ziehe sich nicht mehr ständig in ihr Zimmer zurück. Sie kommunizierе intensiver und habe angekündigt, in Zukunft allein mit Bus und Bahn zur Schule fahren zu wollen. „Johanna versteckt sich nicht mehr hinter dem Vorhang ihrer langen Haare, sondern nimmt mit Freude am Leben teil", lautet das Fazit der Lehrer. Die Auflösung traumabedingter Entwicklungsblockaden setzt Energien frei, die nun zur Bewältigung alltäglicher Anforderungen genutzt werden können. Abb. 6 versinnbildlicht die Fortschritte im Verarbeitungsprozess. Inmitten einer roten Blüte zeigt sich Johanna in der Pose eines deutlich jüngeren Kindes. Entspannt in Körperhaltung und Mimik – Arme und Hände sind im Gegensatz zu früheren Darstellungen sichtbar ausgebildet – setzt sie ihre Figur selbstsicher in das Zentrum der Figuration. Das leuchtende Gelb der Haare wiederholt sich in der Kleidung und findet Resonanz im Umraum der Zeichnung. Gleichzeitig tritt Johanna in Kontakt zu den Erfahrungen einer Vorkriegszeit, die von den Eltern als weitgehend harmonisch und frei von gravierenden Konflikten geschildert wird. Solange das Erleben der Patientin primär auf das Geflecht traumatischer Erfahrungen zentrierte, blieb ihr Selbstbild demgegenüber abgeschnitten von salutogenen Erinnerungen an die prätraumatische Kindheit.

Zugleich produziert das Bedürfnis nach Kontakten zu Gleichaltrigen neue Konflikte. Weil Johannas Mitschülerinnen ihr verändertes Befinden („Sie registrieren ihre zaghaften Annäherungsversuche noch nicht") zunächst ignorieren, distanziert sich die Patientin in einem Reflex intensiv empfundener Zurückweisung erneut vom Klassenverband und weigert sich, an einer bevorstehenden Skifreizeit teilzunehmen. Eine weitere Darstellung visualisiert die Beziehungsdynamik innerhalb der Gruppe: Während jeweils zwei Mitschülerinnen ein Paar bilden und sich an den Händen halten, steht Johanna im Abseits. Die Zeichnung veranschaulicht die neue soziale Orientierung der Patientin und macht zugleich das Kränkungspotenzial sichtbar, welches aus den wechselseitig unvertrauten Bedürfnissen und Interaktionsmustern resultiert.

Abb. 7 zeigt Johanna nach einem Slalomwettbewerb, den sie als Drittplatzierte der Skifreizeit beendete. Stolz präsentiert sie sich neben zwei Mitschülern auf dem Podest. Die neue Freude an sportlicher Aktivität wird auch in einer weiteren Darstellung deutlich. Mit den Fingern zeichnet Johanna gestenreich in die Luft, wie sie zunächst mithilfe der Liftanlagen die Startlinie erreicht, um in rhythmischem Schwung durch die Streckentore dem Ziel entgegen zu fahren. Die thematische Akzentuierung der Zeichnung stellt einen neuerlichen Gegenentwurf zu den *frozen-states* traumatogener Erlebnisfixierung dar: Die nicht entladene, im Muskel- und Nervensystem dysfunktional gespeicherte Energie der *fight-or-flight*-Impulse (Levine 1998) wird im Rahmen motorischer Tätigkeit lustvoll transformiert und im bildnerischen Ausdrucksfeld erlebnisverstärkend nachvollzogen.

Zu den Therapiestunden erscheint Johanna weiterhin entspannt. Sie malt blühende Kirschbäume, Zirkuszelte, Pyramiden und eine Szene, in der sich aus dunklen Gewitterwolken Blitze entladen. Zuhause kündigt Johanna an, die Ferien in Zukunft ohne ihre Familie zu verbringen. Das aktuelle Portrait (Abb. 8) zeigt eine junge Frau, die Selbstbewusstsein, Offenheit und Optimismus ausstrahlt. Umgeben von Herzen und rankenden Blumen, die sich als Zeichen ichbezogener Wertschätzung interpretieren lassen, scheint Johanna ihr früheres Verhalten abgestreift zu haben. Die progressive Entwicklungstendenz festigt sich in den Folgedarstellungen und bestätigt den Eindruck, dass die Kriegstraumata zu einem wesentlichen Teil bewältigt werden konnten. Auf dem Hintergrund eines gewachsenen Identitätsbewusstseins visualisiert ein großformatiger Schmetterling als Zentralsymbol psychischer Wandlungsfähigkeit (ARAS, 2011, 234) die Integration bipolarer Ich-Zustände. Während das monochrome Schwarz des larvenförmigen Körpers den traumaassoziierten Erlebnisstatus spiegelt, fungiert das von farbigen Einsprengseln durchsetzte Hellblau der Flügel als Sinnzeichen für Leichtigkeit und Himmelsnähe.

In der Folgezeit inszeniert Johanna selbstbestimmt ihren Abschied. Zu Beginn der Therapieeinheiten lehnte sie es ab, Mantel und Mütze auszuziehen und belässt es dabei, einige Knöpfe ihrer Kleidung zu öffnen. Während dieses Verhalten zu Beginn der Intervention Symptom-Charakter hatte, formuliert Johanna ihren Standpunkt nun aus einer Position entspannter Gelassenheit. Gleichzeitig versiegt der stete Bilderstrom, der sie im Laufe der Behandlung regelmäßig zwei bis drei Darstellungen pro Therapiesequenz malen ließ.

Nachdem zuletzt ausschließlich Einzeldarstellungen entstanden, will die Patientin erstmals weder *spontan-assoziativ* noch *themenzentriert* malen. Johannas Familie bestätigt den positiven Gesamteindruck. Johanna kommuniziere intensiv mit Eltern und Geschwistern, nehme aktiv am Familienleben teil und könne Bedürfnisse und Abneigungen nachdrücklich formulieren. Übereinstimmend berichtet die Schule, dass die Therapie durchgreifende Veränderungen bewirkt habe. Man beobachte keinerlei Rückzugstendenzen mehr, stattdessen suche Johanna eigenmotiviert Kontakt zu Lehrern und Mitschülern. Die Teilnahme an Fächern, die zuvor massiv verweigert wurden, sei mittlerweile selbstverständlicher Bestandteil schulischer Förderung. Panikzustände seien nicht mehr aufgetreten, insbesondere zeige Johanna im Gegensatz zu früheren Triggersituationen keine Angst vor Fremden und setze sich im Bus neben Unbekannte („Ihr ist egal, wer neben ihr sitzt"). Eine Follow-up-Kontrolle drei Monate nach Abschluss der Therapie bestätigt die stabile Gesamtverfassung der Schülerin.

Fazit

Im Zeitraum zwischen den traumatischen Kriegserlebnissen und dem Beginn der therapeutischen Intervention verhärteten die über Jahre hinweg entwickelten Abwehrmechanismen zu starren Strukturen dissoziativer Selbstorganisation. Während affektneutralisierende Regelkreise sukzessiv an Effektivität gewannen, wurden phobische Erinnerungen weitgehend unterdrückt und entkoppelt vom biografischen Selbstgefühl gespeichert. Infolgedessen war Johanna bereits lange vor Therapiebeginn nicht mehr in der Lage zuverlässig zwischen potenziell bedrohlichen und pseudogefährlichen Situationen zu differenzieren. Johanna hat im Malen intuitiv eine kreative Ressource und kommunikative Alternative entdeckt und sie konsequent als Brücke zu den traumatischen Erinnerungen genutzt. Das dokumentierte Verlaufsprofil weist jedoch auch auf mögliche Grenzen kunsttherapeutischer Intervention hin: Obwohl die Traumabearbeitung sorgfältig vorbereitet war (Stabilisierungsphase, intakte Beziehungsbasis, stabile Lebenssituation) und dosiert in den Gesamtprozess integriert wurde, stimulierten angstbesetzte Motive zunächst erneut dissoziative Abwehrreflexe und blockierten die Integration der traumatischen Szenen in das biografische Selbstgefühl. Von Bedeutung für die kunsttherapeutische Arbeit mit Traumatisierten ist in diesem Zusammenhang die Beobachtung, dass sich solche Abwehrvorgänge im Bildgefüge unter Umständen nicht eindeutig identifizieren lassen.

Den Ausgangspunkt der Entwicklungskurve markiert zu Behandlungsbeginn die bewegungslose Gestalt in Abb. 1. Im Moment der Bedrohung wirken die Beine der Patientin wie zusammengeschnürt. Die Fähigkeit, motorisch zu handeln, wegzulaufen oder zu kämpfen, wird von der reaktiven Schockstarre blockiert. Spätere Selbstbildnisse (Abb. 2, 3 u. 4) konfrontieren mit unbewältigten Traumaaffekten und portraitieren zum wiederholten Mal eine hochgradig belastet wirkende Jugendliche. Nach Abschluss der Expositionsarbeit erscheint inmitten einer roten, Vitalität symbolisierenden Blüte, ein lachendes, im prätraumatischen Erleben entspannt verankertes Kind (Abb. 5). Im Hier-und-Jetzt gestaltet Johanna daraufhin das gewandelte Bildnis einer Heranwachsenden, die sich ihrer Umgebung souverän präsentiert (Abb. 8): Die Beine standsicher nach außen gestellt, hält sie Arme und Hände in selbstbewusster Gestik geöffnet.

Die Zusammenschau sämtlicher Darstellungen, Verhaltensbeobachtungen und Rückmeldungen aus dem Umfeld der Patientin vermittelt den

Eindruck, dass sich Johanna parallel zur Bewältigung der Kriegstraumata im Sinne der Individuationsthese zu einer selbstbewussten, eigenständig handelnden Persönlichkeit entwickelt hat. Ausschlaggebend für den therapeutischen Erfolg war neben einer stabilen therapeutischen Beziehung das auf zahlreichen Evidenzerlebnissen basierende Vertrauen in die kulturübergreifende Wirkmächtigkeit bildsprachlicher Kommunikation, die im vorliegenden Beispiel weit mehr als ein Ersatz oder eine Vorstufe verbaler Bewältigungsleistungen darstellt. Ihre spezifische Qualität hat unübersehbar zum Therapieerfolg beigetragen.

Literatur

The Archive for Research in Archetypal Symbolism (ARAS) (2011): Das Buch der Symbole. Betrachtungen zu archetypischen Bildern. Köln: Taschen.

Hampe, R. (2001): Zur Bedeutung des Selbstportraits im kunsttherapeutischen Prozeß an der Kinder- und Jugendpsychiatrie. Musik- Tanz- und Kunsttherapie 12, 188–196.

Herman, J. L. (2003): Die Narben der Gewalt. Traumatische Erfahrungen verstehen und überwinden. Paderborn: Junfermann.

Huber, M. (2005): Wege der Traumabehandlung, Bd. 1, Paderborn: Junfermann.

Marian, F./Petersen, P./Voigt, W. (2002): Die Wandlung im maltherapeutischen Prozess. Der Merkurstab 5, 382–392.

Landolt, M. A./Hensel, T. (2012): Traumatherapie bei Kindern und Jugendlichen, Göttingen: Hogrefe.

Levine, P. A. (1998): Trauma-Heilung. Das Erwachen des Tigers. Essen: Synthesis.

Reemstma, J. P. (1998): Im Keller. Reinbek b. Hamburg: Rowohlt.

Reichelt, S. (2008): Prozessorientiertes Malen als traumatherapeutische Intervention. Ein Beitrag zur ressourcenfundierten Bewältigung von Extremerfahrungen in Kindheit und Adoleszenz. Regensburg: Roderer.

Reichelt, S. (2011): Grundzüge einer kunsttherapeutisch fundierten Traumatherapie. In: Gruber, H./Wichelhaus, B. (Hrsg.): Kunsttherapie mit Kindern und Jugendlichen. Berlin: EB Verlag, 157–174.

Tagay, S./Repic, N./Senf, W. (2013): Traumafolgestörungen bei Erwachsenen, Kindern und Jugendlichen. Diagnostik mithilfe von Traumafragebögen. Psychotherapeut 1 (58), 44–55.

„Bevor ich weggehe, lohnt sich ein Blick auf das eigene Haus.“ Über die Notwendigkeit einer transkulturellen Haltung im professionellen Handeln in der Fremde

Christian Widdascheck

2005/06 verbrachte ich sieben Monate in Angola, zunächst in einem Vorort der Hauptstadt und dann die meiste Zeit in einer südlichen Provinz. Dort arbeitete ich kunsttherapeutisch und kunstpädagogisch mit Gruppen von Kindern und Jugendlichen, die ohne Eltern in von NGOs oder kirchlichen Trägern geführten Waisenhäusern lebten. Häufig musste ich lange warten, bis alle Gruppenmitglieder versammelt waren und wir die gemeinsame Arbeit beginnen konnten. In einem westlich-abendländischen Therapie-Kontext, wäre eine übliche „Lesart“ für dieses Phänomen, darin einen Widerstand des Klienten gegenüber der therapeutischen Arbeit zu sehen (Sandler et al. 1986, 126). In Angola, wo das Leben besonders außerhalb der großen Städte durch ein polychrones Zeitverständnis (Hall 1984) geprägt ist, läuft diese Interpretation jedoch ins Leere. Vielmehr merkte ich selbst, dass mein eigenes Leben dort in einer Art und Weise durch Interdependenzen und Unwägbarkeiten bestimmt war, die es schwer machte, mein monochromes Zeitverständnis beizubehalten, das davon ausgeht, zu bestimmten Zeiten an bestimmten Orten sein zu können.

Diese kurze Episode aus meiner kunsttherapeutischen Arbeit in Angola führt schon Mitten in den thematischen Kontext, dem sich dieser Beitrag widmet. Er stellt eine transkulturelle Perspektive als Zugang zur kunsttherapeutischen/-pädagogischen Arbeit in der Fremde vor. Bewusst wird in diesem Artikel von Arbeit in der Fremde gesprochen und nicht von Arbeit im Ausland. Denn nicht jede Arbeit im Ausland ist notwendiger Weise Arbeit in der Fremde und nicht jeder Ort im Inland notwendiger Weise vertraut. Ob ein Ort als fremd oder vertraut empfunden wird, hängt wie im Folgenden noch ausgeführt wird, nicht von seiner geographischen Lage oder der Distanz zum eigenen Wohnort ab. Ziel des Textes ist es, zu zeigen, welche Handlungsoptionen aus einer transkulturellen Perspektive abgeleitet werden können, sowohl um sich auf die Tätigkeit in der Fremde vorzubereiten, als auch um dann das Lebens- und Arbeitssetting in der Situation vor Ort zu gestalten. Dazu verbindet der Beitrag die Auseinandersetzung mit inter- und transkultureller Theorie, mit Erfahrungen aus zwei halbjährigen Arbeitsaufenthalten als Kunsttherapeut/-pädagoge 2005/06 in Angola und 2010 in Mosambik sowie aus kunsttherapeutischer/-pädagogischer Arbeit in sehr verschiedenen sozio-ökonomischen Kontexten in Berlin.

„Kultur“ wird in diesem Beitrag als soziales Phänomen verstanden, als ein Repertoire geteilter Wahrnehmungs- und Ausdrucksweisen. Diese „Wahrnehmungs- und Ausdrucksfilter“ werden maßgeblich durch die sozialen Kontexte, denen man angehört (oder angehören möchte), geformt, indem bestimmte Wahrnehmungs- und Ausdrucksweisen als „normal“ „richtig“ oder „gut“ angesehen werden (vgl. Knipper et al. 2009, 22). So bildet sich das kulturelle Repertoire der Wahrnehmungs- und Ausdrucksmuster als „ineinander greifende Systeme auslegbarer Zeichen“, wie der Kulturanthropologe Clifford Geertz in Bezugnahme auf Cassirer Kultur definiert (Geertz 1983).

Ausgehend von diesen einführenden Überlegungen wird im nächsten Abschnitt zunächst ein interdependentes Verständnis von *Eigen* und *Fremd* skizziert. Dieses Verständnis ist grundlegend für die anschließende Charakterisierung einer *inter-* versus einer *transkulturellen Perspektive* auf Kultur. Aus dieser Gegenüberstellung werden dann wesentliche Merkmale einer *transkulturellen Haltung* erarbeitet, aus der Handlungsoptionen abgeleitet werden, wie sich konkret auf die Arbeit in der Fremde vorbereitet werden kann und welche Gestaltung des Arbeits- und Lebenssettings vor Ort einer transkulturellen Haltung entspricht.

Warum führt die Frage nach dem Fremden immer auch zur Frage nach uns selbst?

Wenn wir uns an einen neuen Ort begeben, den wir noch nicht kennen, kann es sein, dass dieser Ort uns als fremd erscheint, oder an ihm für uns Vertrautes anklingt. Das heißt die Unterscheidung *fremd* | *vertraut*, ist kein Attribut eines Ortes, sondern eine Wahrnehmung die vom Wahrnehmenden abhängt. Denn es gehört zur Eigenheit des Fremden, dass ihm Definition geschieht und zwar immer aus der Sicht von Außenstehenden. Die Ausgestaltung des Spannungsverhältnisses *fremd* | *vertraut* in der Wahrnehmung von Situationen spielt seit der von dem britischen Psychiater John Bowlby entwickelten Bindungstheorie eine wesentliche Rolle in Erklärungsmodellen der psychosozialen Entwicklung von Menschen. Nach Bowlby ist es wichtig, dass sowohl vertraute als auch fremde Aspekte in Situationen vorkommen, damit sich ein Kind in der Exploration von Welt entwickeln und entfalten kann (Bowlby 1980). Beim Erwachsenen dann, steht die Situationswahrnehmung *fremd* | *vertraut* in engem Zusammenhang mit dessen Verhältnis zu sich selbst; es geht um die Frage, wie lebendig die Beziehung eines Menschen zu verschiedenen Aspekten seiner eigenen Persönlichkeit ist, die es ihm erlauben, auf ganz unterschiedliche Lebenswelten zu antworten und mit ihnen jeweils sinnvoll zu interagieren (vgl. Fuchs 2007). Für diesen interdependenten Zusammenhang von Selbst- und Weltverhältnis hat Freud in Bezug auf die verdrängten nicht wahrgenommenen Persönlichkeitsmerkmale den Ausdruck des „inneren Auslandes“ geprägt (Grinberg et al. 1990).

Dieser Zusammenhang zwischen unserem Verhältnis zu uns selbst, beziehungsweise unseren verschiedenen Persönlichkeitsanteilen, und der Wahrnehmung von den Lebenszusammenhängen vor Ort, bekommt nun eine ganz praktische und brisante Bedeutung, wenn wir an einem neuen, für uns fremden Ort therapeutisch oder pädagogisch arbeiten wollen: Können wir uns mit diesen Orten und ihren Menschen verbinden? Inwiefern bleiben sie uns fremd? Und wo beginnt es, dass wir die Kultur der Menschen vor Ort, verstanden als das Sammelsurium ihrer Wahrnehmungs- und Ausdrucksweisen, gar ablehnen?

Für die therapeutisch-pädagogische Arbeit ist es notwendig, dass in den Wahrnehmungs- und Ausdrucksmustern der KlientInnen entweder auch Vertrautes anklingt oder dort wo es fremd bleibt, diesem offen und mit Interesse begegnet werden kann. Für das Gelingen dieser beiden professionellen Modi ist es nicht unerheblich, welche Vorstellungen von ‚Kultur' der Tätigkeit in der Fremde zugrunde liegt, insbesondere als wie verschieden, verwandt oder vertraut Kulturen an unterschiedlichen Orten auf der Welt vorgestellt werden. Analytisch lassen sich hier zwei Grundverständnisse unterscheiden: das interkulturelle Paradigma einerseits, und das transkulturelle Paradigma andererseits. Beide sollen im folgenden näher beschrieben werden.

Inter-versus Transkulturalität

Ein klassisch interkulturelles Verständnis geht davon aus, dass Kulturen eindeutig beschreibbar sind und topographisch voneinander abgegrenzt nebeneinander bestehen (vgl. Schlehe 2006). Diese ontologisch-topographische Auffassung von Kultur korreliert mit dem Verständnis, dass sich das spezifische kulturelle Repertoire der Ausdrucks- und Wahrnehmungsmuster in der Kindheit eines Menschen ausbildet und dann weitestgehend unverändert bis zu seinem Lebensende bestehen bleibt. Da aus einer interkulturellen Sicht Kulturen getrennt nebeneinander in ihrer jeweils spezifischen Eigenart bestehen, folgt aus einer interkulturellen Perspektive, dass in *interkultureller Kompetenz,* also im Wissen *über* andere Kulturen der Schlüssel zur erfolgreichen professionellen Begegnung mit Menschen aus anderen Kulturen liegt (vgl. Wohlfart et al. 2006). Diese interkulturelle Überzeugung führt im professionellen Handeln leicht zur Verunsicherung. Denn bei fehlendem Wissen über die andere Kultur sind in dieser Logik Missverständnisse vorprogrammiert, die professionelles Handeln im therapeutisch-pädagogischen Kontext verunmöglichen (Wohlfart et al. 2006).

Demgegenüber geht ein transkulturelles Grundverständnis von ganz anderen Prämissen aus, die im Folgenden vorgestellt werden: Einem transkulturellen Selbstverständnis ist die Auffassung zu eigen, dass am gleichen Ort ganz verschiedene und an ganz verschiedenen Orten ähnliche oder gleiche kulturelle Muster auftreten können. Dieses Paradoxon, hat der Schweizer Ethnopsychologe David Signer in folgender Aussage prägnant zum Ausdruck gebracht: „Der Unterschied zwischen einem gebildeten Kaderangestellten in Istanbul und einem anatolischen Kleinbauern ist grösser als jener zwischen den Kaderangestellten in Istanbul und Zürich.“ (Signer 1999, 21) An dieser Aussage wird eine weitere wesentliche Prämisse eines transkulturellen Verständnisses von Kultur deutlich. Kulturelle Muster sind keine über der Lebenswelt schwebenden unbeeinflussbaren Wahrnehmungs- und Ausdrucksmuster, sondern stehen in kontinuierlicher Wechselwirkung mit den konkreten lebensweltlichen sozio-ökonomischen Bezügen. Daher sind kulturelle Muster auch keine klar voneinander unterscheidbaren monolithischen Konstrukte, sondern durch die Dynamiken der Lebenswelt veränderliche hybride Wahrnehmungs- und Ausdrucksgestalten. Diese aus transkultureller Perspektive lebenslänglich bestehende Veränderlichkeit der Ausdrucks- und Wahrnehmungsmuster korrespondiert mit den neueren Erkenntnissen aus der Hirnforschung, die insbesondere aus einer phänomenologisch-ökologischen Perspektive die durch die soziale Interaktion lebenslang bestehende Plastizität des Gehirns hervorhebt (vgl. Fuchs 2008).

Im Vergleich der interkulturellen und der transkulturellen Perspektive wird deutlich, dass Interkulturalität die Verschieden- und Getrenntheit kultureller Muster, sowie die topographische Gebundenheit von Kultur betont. Demgegenüber rechnet Transkulturalität sowohl mit der Verwandtschaft und der Interdependenz von kulturellen Mustern an verschiedenen Orten auf der Welt, als auch damit, dass am gleichen Ort ganz verschiedene kulturelle Muster auftreten. Das transkulturelle Paradigma geht also davon aus, dass Vertrautes im Fremden vorkommt, und zwar unabhängig vom Wissen über die andere Kultur. Die Gemeinsamkeiten zwischen dem Kaderangestellten in Istanbul und jenem in Zürich – um auf das oben angeführte Beispiel zurückzukommen – ergeben sich nicht aus deren gegenseitigem Wissen übereinander, sondern aus Gemeinsamkeiten ihres lebensweltlichen und professionellen Umfeldes. So stellt die transkulturelle Perspektive einen fruchtbaren Rahmen für die Arbeit ‚in der Fremde‘ dar, weil sie die kulturelle Anschlußfähigkeit, die sich durch ähnliche oder geteilte lebensweltliche Kontexte ergibt, betont.

Vorbereitung auf die Tätigkeit in der Fremde

Die Vorbereitung auf eine Arbeit in der Fremde, beginnt mit einer transkulturellen Wende interkultureller Kompetenz: ‚Interkulturelle Kompetenz‘ betont die Möglichkeit, sich theoretisch mit den unterschiedlichen Ausprägungen von kulturellen Mustern auseinanderzusetzen. Entscheidende Grunddifferenzen sind beispielsweise jene unterschiedlichen Formen von Ausdrucks- und Wahrnehmungsmustern, die sich unter den Begriffen *Kollektivismus* versus *Individualismus* zusammenfassen lassen. Die nachfolgende Tabelle von Barbara Abdallah Steinkopf, Psychotherapeutin bei *Refugio* in München, gibt einen Überblick über diese polare kulturelle Grundkonfiguration.

Kollektivismus	Individualismus
Das Kollektiv ist mehr als die Familie	Primärer Bezugsrahmen: Kernfamilie
Interdependentes Selbst	Independentes Selbst
Beziehung hat Vorrang vor Aufgabe	Aufgabe hat Vorrang vor Beziehung
Bei der Kommunikation ist vieles implizit	Alles wird explizit beim Namen genannt/ausgesprochen
Orientierung an Verordnung und Verschreibungen	Hilfe zur Selbsthilfe
Man sollte Harmonie bewahren und direkte Auseinandersetzung vermeiden	Die eigene Meinung zu äußern ist ein Kennzeichen eines aufrichtigen Menschen

Abb. 1: Cluster kultureller Muster von Abdallah Steinkopf (2010) nach Hofstede (2004)

In Verbindung mit einem transkulturellen Paradigma ergibt sich nun der Vorteil, dass man sich im Sinne interkultureller Kompetenz theoretisch mit der Diversität und möglichen Clustern von kulturellen Mustern auseinandersetzen kann, ohne daraus ableiten zu müssen, dass diese in einer „reinen“ Aufteilung an bestimmten Orten anzutreffen sind. Denn ein transkulturelles Selbstverständnis rechnet mit hybriden Mischformen kultureller Muster, die beispielsweise die in der Tabelle aufgeführte polare Unterscheidung einer kollektivistischen versus einer individualistischen Orientierung durchkreuzen.

Neben der eben aufgezeigten theoretischen Auseinandersetzung mit der Vielfalt kultureller Muster, im Sinne einer transkulturell gewendeten interkultureller Kompetenz, soll im weiteren noch eine biographisch-lebensweltlich orientierte Möglichkeit genannt werden, sich mit der Vielfalt kultureller Muster als Vorbereitung auf die Tätigkeit in der Fremde auseinanderzusetzen. So kann es sehr ergiebig sein, sich die diversen kulturellen Muster zu vergegenwärtigen, denen in den eigenen verschiedenen Lebenskontexten begegnet werden kann, die es dort gibt oder gab, insofern man eine zeitliche Perspektive hinzunimmt. Denn in transkultureller Perspektive stehen die Ausdrucks- und Wahrnehmungsmuster nicht nur im Zusammenhang mit den konkreten sozio-ökonomischen Verhältnissen. Stattdessen können sie sich auch mit biographischen Lebensphasen und durch einschneidende Lebensereignisse verändern, man denke etwa an die häufig zu beobachtende Verschiebung von individualistischen zu stärker kollektivistischen Orientierungen nach der Geburt oder Adoption eines Kindes, bei Krankheit oder im Angesicht des Alterns (vgl. Knipper 2010). Dieser weitende Blick auf die Vielfalt der kulturellen Zimmer im eigenen Haus des Lebens, der die Diversität und die Beweglichkeit des Phänomens Kultur hervorbringt, ist für eine offene und differenzierte Wahrnehmung des neuen und fremden Kontextes hilfreich. Er verhindert, dass dem Fremden nur aus der gewöhnlichen Enge des unmittelbar Eigenen heraus begegnet wird und ihm damit vor allem Definition geschieht.

Ausgestaltung des Lebens- und Arbeitssettings in der Fremde

Nachdem im letzten Abschnitt verschiedene Möglichkeiten der Vorbereitung auf die Arbeit in der Fremde vorgestellt wurden, geht es im Folgenden nun um Gestaltungsaspekte des Arbeits- und Lebenssettings vor Ort, die einer transkulturellen Haltung entsprechen. Zunächst wird es um Aspekte der Ausgestaltung des Lebenssettings gehen, da an vielen Orten, die uns als fremd erscheinen, die professionelle Tätigkeit mit den Lebenszusammenhängen sehr stark verwoben ist. Dadurch ist die Frage nach der Möglichkeit, professionell agieren zu können, unmittelbar mit der Frage der Gestaltung des unmittelbaren Lebensumfeldes verbunden.

Ausgestaltung des Lebenssettings

Auch wenn es schwierig ist, eine bestimmte Anzahl an Tagen oder Monaten zu postulieren, die das Minimum für einen sinnvollen Arbeitsaufenthalt in der Fremde bilden, so ist es doch wesentlich, dass nicht der Druck aufkommt, in möglichst wenig Zeit möglichst viel bewirken zu wollen. Zum einen ist ein solches Vorgehen im pädagogisch-therapeutischen Kontext generell fraglich. Zum anderen sind solche, gerade in der Entwicklungszusammenarbeit leider nicht seltenen Ansätze brisant, da ihnen ein kolonialer Impetus innewohnt, der Gefahr läuft, die Gegebenheiten vor Ort mit der eigene Perspektive zu dominieren. Im Unterschied dazu entspricht einem transkulturellen Ansatz die Begegnung auf Augenhöhe, die Arbeit mit und in der Interdependenz kultureller Begegnung. Diese Begegnung auf Augenhöhe braucht jedoch Zeit, um die kulturellen Muster vor Ort auf sich wirken zu lassen. Dieses auf sich wirken lassen ermöglicht dann, dass einem in der Fremde etwas *widerfährt*, das die eigenen Wahrnehmungs- uns Ausdrucksmuster in Bewegung setzt, was der deutsche Philosoph Bernhard Waldenfels mit einer Diskontinuitätserfahrung bezeichnet (Waldenfels 2002). Der amerikanische Philosoph und Pädagoge John Dewey bezeichnet dieses Ereignis, mit „eine Erfahrung" machen. Wenn wir uns in diesem besonderen Erfahrungsmodus befinden, dann verändert nach Dewey diese neue „*eine Erfahrung*" auch das Verhältnis aller Erfahrungen zueinander, die wir bisher gemacht haben (Dewey 2006). Aus einer transkulturellen Perspektive könnte man sagen, dass wir in einen transkulturellen Bildungsprozess eintreten.

Um den eben beschriebenen transkulturellen Bildungsmomenten immer wieder die Gelegenheit zu geben, sich ereignen zu können, ist nicht nur Zeit als Erfahrungsraum notwendig, die das Sich-Einlassen und das Auf-sich-wirken-Lassen ermöglicht. Da ein transkultureller Ansatz davon ausgeht, dass die kulturellen Muster von Menschen in Wechselwirkung mit den sozioökonomischen Verhältnissen stehen, ist es zudem zentral, sich selbst in die Lebenszusammenhänge zu begeben, die mit den lokalen kulturellen Mustern korrespondieren. Um in diesem Sinne auf Tuchfühlung mit den lokalen Gegebenheiten zu gehen, ist es sinnvoll die eigene Oberfläche weit zu spannen. Durch diese Vergrößerung der eigenen Oberfläche potenzieren sich die Einblicke und Resonanzen in und mit den Lebenszusammenhängen vor Ort. Im Folgenden sollen verschiedene konkrete Möglichkeiten skizziert werden, wie dies realisiert werden kann.

Eine grundlegende Entscheidung dafür ist, direkt am Arbeitsort auch zu Leben und nicht, gerade wie dies im Kontext von Entwicklungshilfe oft üblich ist, in einem städtischen Zentrum zu leben und die Arbeit vor Ort in Form von regelmäßigen Besuchen zu absolvieren. Wenn dann die grundsätzliche Entscheidung gefallen ist auch vor Ort leben zu wollen, ergeben sich wiederum verschiedene Möglichkeiten die eigene Oberfläche zu variieren. Das Leben in einer Gastfamilie oder in einem eigenen Haushalt (i.d.R. mit Haushaltshilfen, Nachbarn) ist eine gute Möglichkeit die eigene Oberfläche weit zu spannen. Die eigene Oberfläche kleiner zu halten, würde im Kontrast zu den gerade angesprochenen Lebenssettings, beispielsweise das Leben in einem Hotel bedeuten. Aus der eigenen Erfahrung des Autors lässt sich durch das Mitnehmen von Mitgliedern der eigenen Familie Tuchfühlung und eine Vergrößerung der eigenen Oberfläche besonders gut realisieren. Gerade wenn es möglich ist, eigene Kinder mitzunehmen, hat dies eine besondere inkludierende Wirkung, denn der Lebenszusammenhang von Kindern und Erwachsenen ist weltweit ein vertrautes und Vertrauen stiftendes Bild. Die Präsenz der eigenen Familie garantiert dabei für einen selbst zugleich ein unmittelbar vertrautes Umfeld, dass als Ressource in der Begegnung mit der Fremde eine wichtige Ankerfunktion haben kann. Denn insgesamt ist für alle in Frage kommenden Gestaltungsoptionen des Lebenssettings wesentlich, dass sowohl fremde als auch vertraute Aspekte anwesend sind, da wie schon weiter oben in Bezug auf Bowlby ausgeführt wurde, nur dann Exploration, also das neugierig-offene Zugehen auf Fremdes, möglich ist. Es geht im Sinne einer transkulturellen Begegnung also darum, den eigenen Lebenszusammenhang so zu gestalten, dass sich Irritation, Vertrautheit und Befremdung die Balance halten und dadurch Responsivität ermöglicht wird.

Für eine gelingende Responsivität, die der Schweizer Psychiater und Psychotherapeut Jürg Willi als die Interdependenz von Antworten-Können und Beantwortet-Werden beschrieben hat (Willi 1996), ist das Sprechen einer lokalen Sprache eine weitere wichtige Bedingung. Diese Fähigkeit ist natürlich auch für die professionelle Arbeit von großem Vorteil und, wo keine Dolmetscher vor Ort verfügbar sind, absolut notwendig. Insofern spielt dieser Aspekt auch für die Ausgestaltung des Arbeitssettings eine Rolle. Jedoch ist die Sprache zunächst einmal eine notwendige Voraussetzung dafür, mit möglichst vielen unterschiedlichen Menschen im Alltag kommunizieren zu können. Diese alltäglichen Gespräche bilden eine wichtige Erfahrungsressource, den Humus sozusagen, für das professionelle Handeln. Neben diesem Aspekt der Alltagskommunikation, ist das Sprechen einer Sprache immer auch ein unmittelbar eigener Zugang zu einem wesentlichen kulturellen lokalen Ausdrucksmedium: seiner Struktur, seinem Klang und dem jeder Sprache eigenen „Mundgefühl". Insofern ist es sinnvoll, die Auswahl des Landes, in dem man in der Fremde arbeiten möchte, auch danach zu treffen, wie leicht oder schwer der persönliche Zugang zu einer dort lokal gesprochenen Sprache ist.

Ausgestaltung des Arbeitssettings

Nach den eben beschriebenen transkulturell orientierten Handlungsoptionen zur Gestaltung des Lebenskontextes, geht es im Folgenden um Aspekte der Gestaltung des Arbeitsettings.

In der Fremde zu arbeiten bedeutet in der Regel, dass wir uns an einem Ort nur auf (kurze) Zeit mit unserer Profession einbringen. Deshalb muss von Anfang an mitgedacht werden, was eigentlich passiert, wenn wir den Ort, an dem wir tätig werden wieder verlassen. Man muss sozusagen, konsequent den Anfang der Arbeit in der Fremde von ihrem Ende her denken. Denn nur selten wird es im Interesse der Sache sein, wenn das kunsttherapeutische oder kunstpädagogisches Angebot mit der eigenen Abreise auch wieder verschwindet. Sinnvoller erscheint es da, die eigene Arbeit von Anfang an so zu konzipieren und einzubetten, dass sie, sicherlich in veränderter Form, vor Ort weitergeführt werden kann. Insofern ist Nachhaltigkeit ein zentrales Leitmotiv bei der Gestaltung des Arbeitssettings.

Zunächst soll mit diesem für den Kontext der Transkulturalität vielleicht überraschenden Begriff eine zentrale Herausforderung eingeführt werden, die sich für kunstpädagogische/-therapeutische Arbeit in der Fremde stellt: Die Übersetzung des für die kunsttherapeutische/-pädagogische Arbeit notwendigen Materials in die lokalen Gegebenheiten. Denn es macht aus einer transkulturell-nachhaltigen Perspektive keinen Sinn Materialien mitzubringen, oder teure importierte Materialien zu kaufen. Vielmehr geht es darum, lokale Ressourcen zu nutzen und mediale und materielle Übersetzungen zu finden, für das, was man wie tun und vermitteln möchte. Tonerde, beispielsweise ist dafür ein besonders geeignetes (transkulturelles) Material. Es kommt an vielen Orten und in großer Menge vor und kann oft kostenlos (bei eigenem Abbau) oder sehr günstig erworben werden. Gleichzeitig gibt es eine global weit verbreitete lebendige Praxis in der gestalterischen Arbeit mit diesem Material, an die in Variationen angeknüpft werden kann.

Das Vorhandensein von lokalen Materialien zur zweidimensionalen Arbeit mag je nach globaler Region, in der man arbeitet, sehr verschieden sein. So gibt es viele Regionen, die über eine lange, kunstreiche Tradition in der zweidimensionalen Arbeit mit Farben und Pigmenten verfügen. In Regionen, in denen dies nicht der Fall ist, können farbige Körner und Samen (beispielsweise Linsen, Bohnen oder Getreidekörner) eine mögliche Übersetzung zur Realisierung zweidimensionaler Arbeiten sein. Bei der Verwendung dieses Materials ist nach der Erfahrung des Autors aber unbedingt darauf zu achten, ob toleriert wird, dass auch mit potentiell essbaren Samen gestalterisch gearbeitet werden kann. Hier verlaufen die Grenzlinien nicht topographisch, sondern hängen vielmehr mit sozioökonomischen Lebenswirklichkeiten zusammen. Das heißt, es kann am gleichen Ort soziale Kontexte geben, in denen es möglich ist, mit potentiell essbaren Samen gestalterisch zu arbeiten und andere, in denen es eine Provokation wäre, dazu Materialien zu verwenden, die auch als Nahrung dienen können.

Um die hier beschriebenen verschiedenen Übersetzungen in Bezug auf die Frage des für die kunsttherapeutische/-pädagogische Arbeit essentiellen gestalterischen Materials leisten zu können, ist es notwendig mit lokalen Akteuren zu kooperieren. Kooperation ist aber nicht nur notwendig, um für die Frage der Materialität nachhaltige Übersetzungslösungen zu finden, sondern vor allem auch, um personell die eigene Arbeit nachhaltig abzusichern. Dafür muss man die eigene Arbeit von Anfang an mit lokalen Fachkräften gemeinsam konzipieren und vernetzen. Dies kann erreicht werden, indem man sich nicht nur auf die eigene Tätigkeit als KunsttherapeutIn oder KunstpädagogIn beschränkt, sondern sich im Rahmen des Möglichen auch in der Fortbildung von lokalen Fachkräften aus dem sozialen Bereich engagiert. Im Kontext der Fortbildung besteht dann eine der zentralen Herausforderungen darin, gemeinsam herauszufinden, welche Aspekte der eigenen professionellen Kompetenz für die Arbeit der Fachkräfte vor Ort bereichernd und sinnvoll sind. In diesem Zusammenhang muss natürlich auch deutlich herausgearbeitet werden, welche Formen der pädagogischen oder therapeutischen Arbeit in welchen Problem- und Tätigkeitsfeldern sinnvoll von solch angelernten Fachkräften durchgeführt werden können. Wenn diese gemeinsamen Übersetzungsleistungen gelingen, sind die Fachkräfte mit denen man zusammengearbeitet hat, transkulturelle Multiplikatoren der eigenen Arbeit und sichern so die Nachhaltigkeit der begonnen Arbeit vor Ort.

Zum Schluss: Über Eigenes | Anderes und Fernes | Nahes

Ziel des Beitrags war es, aus einer transkulturellen Perspektive konkrete Handlungsoptionen für die Vorbereitung auf die Arbeit in der Fremde und für die Gestaltung des Lebens- und Arbeitssettings vor Ort zu skizzieren. Eine wichtige Ressource der transkulturellen Perspektive ist, dass das Andere vor allem als Möglichkeit der eigenen Person und nicht primär als Bedrohung angesehen wird. Die Möglichkeit zur Persönlichkeitsentwicklung in der Begegnung mit dem Anderen, bei der die eigenen Wahrnehmungs- und Ausdrucksmuster verändert, variiert und erweitert werden, entspricht dabei sowohl dem transkulturellen Grundverständnis des hybriden veränderlichen Charakters von Kultur, als auch unserer Identität aus postmoderner Sicht. Denn wie der Sozialpsychologe Heiner Keupp konstatiert, kann unsere Identität, je nach sozialem Kontext, in dem wir uns bewegen, stark variieren und divergieren (Keupp 1998). Jedoch ist und bleibt die sich auf das Andere einlassende Begegnung, die Vorraussetzung einer transkulturellen Begegnung ist, immer auch eine Herausforderung und Zumutung. Deshalb braucht transkulturelle Begegnung Zeit und Anker des Vertrauens, sonst wird die verdichtete Konfrontation mit dem Anderen notwendiger Weise zur Bedrohung, was eine ablehnende Haltung fördert und ein offen-neugieriges Zugehen auf das Fremde verhindert.

Dabei ist die Frage, was für einen das Andere, das Fremde ist, immer relativ, steht in Beziehung zum und ist abhängig vom eigenen Ausgangspunkt. Das heißt, sie ist nicht vornehmlich abhängig von der Frage, wie weit wir uns bewegen, ob wir ins Ausland gehen zum Arbeiten oder im Inland bleiben. Für einen Jugendlichen aus einem ‚Problembezirk‘, dessen Familie von Sozialleistungen lebt, ist das soziale Milieu in einem bürgerlichen Teil der selben Stadt oft befremdlich oder gar bedrohlich, obwohl nur wenige Kilometer zwischen beiden Orten liegen und vice versa. Und bisweilen ist die Fremde vor der eigenen Haustür das herausforderndere Arbeitsumfeld, weil es uns dort – anders als in der Ferne – überrascht.

Literatur

Abdallah-Steinkopf, B. (2010): Kultur, Identität und Psychotherapie. Vortrag auf der Tagung „Zwischen Stühlen" der IGKGT und der Klinik Höhenried am 13.11.2010.

Bilgin, Y./Knipper, M. (2009): Migration und Gesundheit. Sankt Augustin/Berlin: Konrad-Adenauer-Stiftung.

Bowlby, J. (1980): Bindung: Eine Analyse der Mutter-Kind-Beziehung. München: Kindler.

Dewey, J. (2006): Kunst als Erfahrung. Frankfurt am Main: Suhrkamp.

Fuchs, T. (2007): Psychotherapy of the Lived Space: A Phenomenological and Ecological Concept. American Journal of Psychotherapy 61, 423–439.

Fuchs, T. (2008): Das Gehirn – Ein Beziehungsorgan: Eine phänomenologisch-ökologische Konzeption. Stuttgart: Kohlhammer.

Geertz, C. (1983): Dichte Beschreibung. Frankfurt am Main: Suhrkamp

Grinberg, L./Grinberg R. (1990): Psychoanalyse der Migration und des Exils. München/Wien: Verl. Internat. Psychoanalyse.

Hofstede, G. (2004): Culture´s Consequences. Thousand Oaks/London/New Delhi: Sage.

Hall, E. (1984): The Dance of Life: The Other Dimension of Time. New York: Anchor.

Keupp, H. (1998): Identitätsarbeit heute. Frankfurt am Main: Suhrkamp.

Knipper, M. (2010): Migration und Gesundheit: Gedanken zur Einführung. Vortrag auf der Tagung „Zwischen Stühlen" der IGKGT und der Klinik Höhenried am 12.11.2010.

Sandler, J./Dare, C./Holder, A. (1986): Die Grundbegriffe der Psychoanalytischen Therapie. Stuttgart: Klett-Cotta.

Schlehe, J. (2006): Kultur, Universialität und Diversität. In: Wohlfart, E./Zaumseil, M. (Hrsg.): Transkulturelle Psychiatrie – Interkulturelle Psychotherapie. Heidelberg: Springer, 51–58.

Signer, D. (1999): Raum Geben. In: Ninck Gbeassor, D./Schär Sall, H./Signer, D. (Hrsg.): Überlebenskunst in Übergangswelten. Berlin: Reimer, 13–32.

Waldenfels, B. (2002): Bruchlinien der Erfahrung: Phänomenologie, Psychoanalyse, Phänomenotechnik. Frankfurt am Main: Suhrkamp.

Willi, J. (1996): Ökologische Psychotherapie: Theorie und Praxis. Göttingen/Bern/Toronto/Seattle: Hogrefe.

Wohlfart, E./Hodzic, S./Özbek,T. (2006): Transkulturelles Denken und transkulturelle Praxis in der Psychiatrie und Psychotherapie. In: Wohlfart, E./Zaumseil, M. (Hrsg.): Transkulturelle Psychiatrie – Interkulturelle Psychotherapie. Heidelberg: Springer, 143–168.

Über das Vertraute hinaus. Ein Plädoyer für die künstlerisch-kunsttherapeutische Projektarbeit mit traumatisierten Flüchtlingen

Marion Wendlandt-Baumeister

Von Bildern und der Kunsttherapie mit traumatisierten Flüchtlingen

Von Bildern erhoffen wir, dass sie in der interkulturellen Verständigung eine bedeutsame Rolle spielen. Bilder, so hoffen wir, können über kulturelle, politische und sprachliche Grenzen hinweg Menschen einander näher bringen. Inwieweit diese Hoffnung berechtigt ist und worauf sie sich konkret begründet, werden künftige Forschungen aufzuzeigen haben. Sie können sich auf ein breit gefächertes Erfahrungsfeld interkultureller Praxis der Kunsttherapie beziehen. Ein Beispiel dafür stellt die Kunsttherapie mit traumatisierten Flüchtlingen dar.

Die Arbeit mit schwer traumatisierten Flüchtlingen lässt uns nicht unberührt. Sie stellt eine besondere Herausforderung an die Reflexion der eigenen Person und professionellen Rolle dar. „Warum machst Du diese Arbeit? Warum tust Du Dir das an?“, wurde ich immer wieder gefragt, wenn von meiner Arbeit die Rede war. Die Auseinandersetzung mit diesen Fragen, aber auch die Dringlichkeit, mit der in diesem Praxisfeld das therapeutische Potential des Bildes und damit zugleich die Möglichkeiten und Grenzen der Kunsttherapie zur Diskussion gestellt sind, sehe ich als persönliche und fachliche Bereicherung an. Dabei tritt im Rückblick auf meine kunsttherapeutische Arbeit mit Folterüberlebenden und ihren Angehörigen bis hin zu meiner heutigen Beschäftigung mit Fragen zur Praxis und Lehre einer kunsttherapeutischen Traumatherapie ein charakteristisches Merkmal hervor: Immer wieder gilt es, sich über das Vertraute hinaus zu bewegen. Mit diesem Bild, einer Bewegung und Bewegtheit über das Vertraute hinaus, möchte ich die Auseinandersetzungen des Therapeuten mit seiner Rolle in den Blick nehmen sowie einen Kompass für die Interkulturelle Kunsttherapie vorstellen. Am Beispiel eines kunsttherapeutischen Projekts, das ich vor Jahren mit Folterüberlebenden unterschiedlicher ethnischer Zugehörigkeit durchgeführt habe, möchte ich schließlich aufzeigen, dass die kunsttherapeutische Projektarbeit wichtige Funktionen in der interkulturellen Verständigung und für die gesellschaftliche Integration der Projektteilnehmer einnehmen kann.

Nachdenken über die Menschenrechte und über die eigene Rolle

Wer mit Folterüberlebenden und ihren Angehörigen kunsttherapeutisch arbeitet, wird mit Themen und Fakten konfrontiert, die wir für gewöhnlich nicht allzu nah an uns heranlassen. Unvermeidbar rückt einem die dunkle Seite der Welt nah, wenn wir im therapeutischen Gespräch und durch die Bilder zu Zeugen dessen werden, was den Patienten geschah. Dann sind wir aufgefordert, mit ihnen ihr durch Folter und Verfolgung oder Krieg und Flucht verursachtes Leid zu teilen und Hilfe zu leisten. Konfrontiert mit dem, was Menschen Menschen antun, mögen wir uns zur Positionierung und zur Übernahme von Verantwortung aufgefordert fühlen. Johan Lansen betont, dass die therapeutische Arbeit mit Folterüberlebenden „eine sehr persönliche Beteiligung der Therapeuten in mancher Hinsicht notwendig macht", denn zwischen Folterern und Psychotherapeuten bestehe „eine Art von ‚Berufsfeindschaft' mit ethischen Hintergründen" (Lansen 1996, 253). Diese ergibt sich unmittelbar aus der Unvereinbarkeit der Ziele und Haltungen: „Therapie will den Menschen von Leiden befreien" und bedeutet Wachstum, schreibt Lansen, während „Folter Beraubung des Glanzes der Psyche und Verstümmelung des Körpers" bedeutet (ebd., 253).

Die „sehr persönliche Beteiligung", von der Lansen spricht, und die Positionierung auf der Seite der Überlebenden führen über behandlungstechnische Fragen hinaus. So bin ich in meiner kunsttherapeutischen Arbeit mit Folterüberlebenden zum einen für die Auseinandersetzung mit

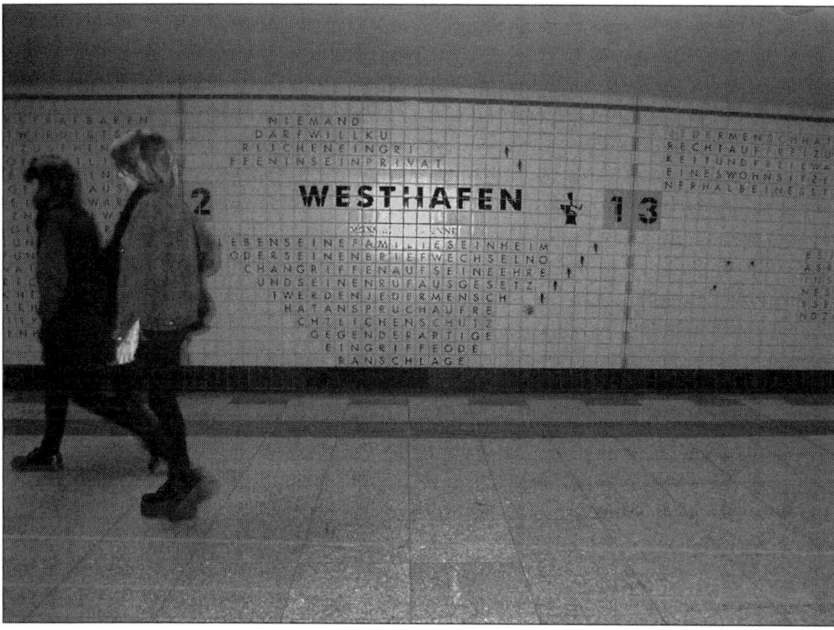

Abb. 1: U-Bahnhof Westhafen, Berlin, 2012. ‚Die Menschenrechte schreiben'. Ein Projekt von F. Schein und B. Reiter (2004), Foto: M. Wendlandt-Baumeister.

der eigenen Haltung und meinen Handlung leitenden Werten in besonderer Weise sensibilisiert worden. Zum anderen schärfte sich meine Aufmerksamkeit für gesellschaftspolitische Themen. Dies kam zugleich dem Wunsch meiner Patienten entgegen, denn sie erhofften von mir, dass ich mich nicht nur für ihr individuelles Schicksal interessiere, sondern ebenso für das Unrecht und die Unterdrückung, die sie in ihrer Heimat erlebt haben. Die Erbarmungslosigkeit, mit der ihnen Leid zugefügt worden war, übersteigt unser Vorstellungsvermögen. Dass das, was wir als unmenschlich empfinden, doch menschenmöglich ist, führte mich insbesondere zu Fragen nach den Bedingungen, die für ein friedliches Miteinander der Menschen notwendig sind. Auf der Suche nach Antworten wurde ich u.a. aufmerksam eine disziplinübergreifende Fachdiskussionen in den Neurowissenschaften, die sich mit Fragen nach der Natur des Menschen, nach seiner Identität und Selbstbestimmtheit auseinandersetzen und dabei die Kunst als notwendige Grundlage für Humanität erachten, ihr sogar die Rolle eines „Friedensstifters" zuschrieben (vgl. Changeux et al. 2000, 303; Singer 2002, 224). Ebenso prägten die Themen, die mich in meiner beruflichen Arbeit beschäftigen, meine Wahrnehmung, so dass ich meine Umgebung, meine Stadt Berlin auf neue Weise entdeckte: Da kann mir beispielsweise in der Straße, wo ich wohne, eine Gedenktafel am Nachbarhaus auffallen. Sie erinnert daran, dass dort der Komponist Arnold Schönberg gelebt hat, der, wie viele andere auch, 1933 ins Exil geflüchtet ist, um sein Leben zu retten. Oder es ist der Berliner U-Bahnhof Westhafen, an dem ich überraschend auf die Artikel der Allgemeinen Erklärung der Menschenrechte stoße (Abb. 1). Die künstlerische Gestaltung des U-Bahnhofs ist Teil des länderübergreifenden Projekts „Die Menschenrechte schreiben" von Francoise Schein und Barbara Reiter (vgl. Hassenpflug et al. 2002). In der jeweiligen Landessprache haben sie ebenso U-Bahnhöfe in Paris, Brüssel, Lissabon, Haifa, Stockholm und Rio de Janeiro gestaltet und wollen damit zu einer ‚lebendigen Nachdenklichkeit' anregen. Westhafen, ein Ort, der mit den Schrecken des 2. Weltkriegs verbunden ist, und die Allgemeine Erklärung der Menschenrechte, die am 10. Dezember 1948 von den Vereinten Nationen verabschiedet und als Schutz vor „Akten der Barbarei" als das „höchste Bestreben der Menschheit" verkündet wurde, gehören zusammen (Amnesty International 2008, 5). Mit ihrer Unterschrift verpflichteten sich 48 Länder zur Verwirklichung der darin erklärten Menschenrechte und Grundfreiheiten. Sie sind also bisher keineswegs ein allen Ländern der Welt gemeinsames Ideal, vielmehr ist die Menschenrechtsbildung „ein Prozess, um Menschen mit den Grundlagen für ein Leben in Sicherheit und Würde auszustatten", wie Kofi Annan, 1997–2006 Generalsekretär der Vereinten Nationen, zum Internationalen Tag der Menschenrechte am 10.12.2004 schrieb (ebd., 3).

Westhafen, der Ausgangspunkt für die Deportation der Berliner Juden, und viele weitere Orte der Erinnerung konfrontieren nicht nur mit der Geschichte des eigenen Heimatlands, sondern sind Orte, die zum Nachdenken und zur Positionierung auffordern. Suchen heute Menschen bei uns Aufenthalt und Sicherheit vor Verfolgung, so ist es gut, sich zu erinnern, dass es zur Zeit unserer Väter oder Großväter auch in Deutschland Gründe gab, das Land zu verlassen und ins Exil zu flüchten. Folter und Verfolgung verursachen ein gesellschaftliches Klima der Angst und des Misstrauens. Trotz aller Bestrebungen dagegen, bestehen Folter und Verfolgung bis heute in vielen Teilen der Welt fort und werden als Formen staatlich organisierter Gewalt ausgeübt.

In der Kunsttherapie mit Folterüberlebenden und Flüchtlingen tritt die Nahtstelle zwischen Individuum und Gesellschaft in besonderer Schärfe hervor. Gerade dies mitzusehen und mit zu berücksichtigen, erweitert den vertrauten Reflektions- und Handlungsraum. Dabei sind Kunsttherapeuten, die mit Opfern von Gewalt arbeiten, besonderen beruflichen Anforderungen und Belastungen ausgesetzt. Gerade die ‚sehr persönliche Beteiligung' und die Fähigkeit zur Empathie können hier ein Berufsrisiko darstellen und zu Verstrickungen mit den Patienten, oder zu Irritationen im Umgang mit der eigenen Rolle führen. Hinzu kommt, wie Christian Pross und Sepp Graessner hervorheben, dass Therapeuten, die mit Folterüberlebenden arbeiten, mit Lob und Anerkennung bedacht werden. „Das ist verführerisch", schreiben sie, „und fördert eine narzisstische Selbstüberschätzung" (Pross et al. 2002, 7). All dies kann dazu beitragen, dass Therapeuten eine stellvertretende Traumatisierung erleiden. Als Supervisorin für Traumatherapeuten treffe ich häufig auf junge, meist hoch engagierte Kunsttherapeuten, die eine noch fehlende Fachkompetenz durch Empathie zu kompensieren versuchen. Sie sind daher in besonderem Maße dem Risiko einer stellvertretenden Traumatisierung ausgesetzt. Um diese Risiken zu mindern, bilden eine spezifische Qualifikation für die Traumatherapie sowie interkulturelle Kompetenzen eine wichtige Grundlage. Zusätzlich sind vorbeugende Maßnahmen wie die Fall begleitende Supervision, Arbeit im Team und fachliche Vernetzung ebenso unerlässlich wie ein Training der Flexibilität, denn „geht dem Therapeuten die notwendige Flexibilität zwischen Empathie und professioneller Distanz verloren, kann er selbst zum Leidenden werden und die Orientierung verlieren." (Wendlandt-Baumeister 2003, 101)

Über die Menschenrechte nachzudenken sowie die eigene Betroffenheit und die professionelle Rolle zu reflektieren sind Beispiele für Sichtwechsel auf das komplexe kunsttherapeutische Geschehen. Sie zielen auf einen sicheren Umgang mit der eigenen Rolle, ohne deren Grenzen aus den Augen zu verlieren und unterstützen den Therapeuten im flexiblen Wechsel zwischen Empathie und Distanz.

Ein Kompass für die Interkulturelle Kunsttherapie

Wenn, wie in der Kunsttherapie mit Folterüberlebenden und Flüchtlingen, Patient und Therapeut in der Regel aus unterschiedlichen Kulturen stammen, so impliziert dies eine Fülle sprachlicher und kultureller Verständigungsschwierigkeiten und „erfordert vom Therapeuten die flexible Anpassung der therapeutischen Verfahren nicht nur an trauma- sondern auch an kulturspezifische Besonderheiten. Für den Therapeuten liegen hier Erschwernisse und Bereicherungen seiner beruflichen Tätigkeit nahe beieinander. Seine interkulturelle Kompetenz und Sensibilität sind gefordert sowie seine Bereitschaft, sich über die zentralen kulturspezifischen Wertvorstellungen und Interaktionsformen seiner Patienten Kenntnisse anzueignen." (Wendlandt-Baumeister 2012, 136) Die hier geforderte interkulturelle Kompetenz gilt inzwischen als Schlüsselkompetenz für alle, die beruflich mit Menschen aus anderen oder vor Ort in anderen Kulturen zu tun haben. Die Zahl der Fachliteratur zu Themen der interkulturellen Kommunikation ist rasant gestiegen, Trainingskurse werden angeboten und zahlreiche Hochschulen haben Master-Studiengänge zum Erwerb allgemeiner oder spezifischer interkultureller Kompetenzen eingerichtet. Ebenso erfahren kultursensible Behandlungsansätze im Gesundheitswesen zunehmende Beachtung wie auch der Stellenwert gestiegen ist, den integrationsfördernde Angebote im Bildungswesen haben. Obgleich die Kunsttherapie in diesen Bereichen sowie in der internationalen Krisenhilfe längst verankert ist, sind Kunsttherapeuten noch immer weitgehend auf sich selbst gestellt, wenn es um den Erwerb von interkulturellen Kompetenzen geht. Ungeachtet der bereits vielfältig bestehenden interkulturellen Praxis nimmt die Profilierung einer Interkulturellen Kunsttherapie im deutschen Sprachraum gerade erst ihren Anfang. Für die hier anzustrebende Professionalisierung liegt es nahe, neben der Bezugnahme auf bereits bestehende theoretische Konzepte und Forschungen aus den USA und England, ein Netzwerk oder eine Arbeitsgruppe interessierter Fachkollegen zu bilden. Hier ließen sich spezifische Arbeitsthemen und Forschungsfragen bearbeiten, wie sie beispielsweise die englische Arbeitsgruppe ‚Art Therapy, Race and Cultur Group‘ durchgeführt hat (vgl. Campbell et al. 1999).

In meiner eigenen kunsttherapeutischen Arbeit waren es meist Situationen der therapeutischen Begegnung, die mich zur Erweiterung meiner interkulturellen Kompetenzen motiviert haben. Da erzählte z.B. ein Patient zu seinem Bild von der heimatlichen Landschaft, wie er dort mit größter Wachsamkeit entlanggegangen ist, um Partisanen Essen in ihr Versteck zu bringen. Dass er mit geschärften Sinnen diese Wege gegangen ist, war allein schon an der Genauigkeit und Hingabe sichtbar, mit der er jeden Lichtfleck der Sonne auf Steinen, Pflanzen und Wasser dargestellt hatte. Verbindet sich eine solche Bildbesprechung mit dem Wunsch, den Patienten und seine Bilder verstehen zu wollen, so eröffnet sich ein Fächer an Fragen wie: Welche politischen Bedingungen herrschen im Heimatland des Patienten? Welche Bedeutung haben das heimatliche Klima und die Landschaft und wie hat es ihn geprägt? Welche Bedeutung hat es für ihn, wenn er Partisanen unterstützt? Gehen wir diesen und weiteren Fragen nach, so erweitern sich hier beispielsweise die interkulturellen Kompetenzen in Bezug auf landeskundliches und kulturelles Wissen. Das kann durchaus in Bibliotheksbesuchen mit den Patienten gemeinsam geschehen. Dem Wunsch des Therapeuten, seinen Patienten zu verstehen, entspricht das Bedürfnis des Patienten, vom Therapeuten verstanden werden zu wollen. Und so wächst interkulturelles Verstehen hier vor allem in der therapeutischen Begegnung und erweist sich letztlich als ein wechselseitiger, nicht abschließbarer Prozess.

Welche Herausforderung ein interkultureller Austausch bedeutet, mag insbesondere dort sichtbar werden, wo ein Transfer der in der westlichen Tradition entwickelten Ansätze der Kunsttherapie in nicht-westliche Kulturen angestrebt ist. Beispielhaft dafür sind die Erfahrungen von Antje Haag, die in einem Projekt zum Aufbau eines psychoanalytischen Ausbildungsgangs in China mitgearbeitet hat. Sie beschreibt nicht nur die Schwierigkeiten, die zu überwinden waren, sondern zeigt auch kulturelle Aspekte auf die die Psychoanalyse im modernen China mitbestimmen. Nach 20 Jahren Mitarbeit in diesem Projekt schreibt sie: „So habe ich vieles von der Textur der chinesischen Seele vor ihrem kulturellen Hintergrund besser verstanden. Es wurde mir aber auch schmerzlich bewusst, wie begrenzt mein Wissen ist." (Haag 2011, 146) Ihre Erfahrungen und die großen Zeiträume, die dieser Psychotherapietransfer benötigte, geben einen Ausblick auf die Prozesse, die zu erwarten sind, und sie machen neugierig auf die kulturspezifischen Prägungen und Entwicklungen, die die Kunsttherapie in anderen Kulturen erfahren wird.

Die interkulturellen Kompetenzen, die sich in meiner kunsttherapeutischen Arbeit mit Folterüberlebenden und Flüchtlingen als hilfreich in der Begegnung mit dem Fremden erwiesen haben, entsprechen weitgehend den Teilkompetenzen, wie sie in der Fachliteratur aufgeführt werden. Nach Thomas (2003) zeigt sich interkulturelle Kompetenz in der Fähigkeit, „kulturelle Bedingungen und Einflussfaktoren in Wahrnehmen, Urteilen Empfinden und Handeln bei sich selbst und anderen Personen zu erfassen, zu respektieren, zu würdigen und produktiv zu nutzen." (Erll et al. 2011, 10) Als Teilkompetenzen der interkulturellen Kompetenz unterscheiden Erll und Gymnich eine kognitive, eine affektive und eine pragmatisch-kommunikative Kompetenz. Die Konkretisierung dieser Teilkompetenzen reicht vom relevanten Wissen über die Kulturen und ihre kulturellen Standardisierungen (verbindliche Arten des Wahrnehmens, Denkens und Handelns) bis hin zu Aspekten der verbalen und nonverbalen Kommunikation wie z.B. Sprachkenntnisse, Gesprächsführung, kulturelle Aspekte der Körpersprache (ebd., 11ff). Übertragen wir dieses Schema auf die Interkulturelle Kunsttherapie, so muss es notwendiger Weise fachspezifisch erweitert und modifiziert werden. Dies habe ich versucht und eine Art ‚Kompass' für die Interkulturelle Kunsttherapie entworfen (Abb. 2). Er stellt eine erste Orientierung dar. Eine gesonderte Aufgabe wäre es, jede der aufgeführten Teilkompetenzen anhand der in der Fachliteratur bereits beschriebenen Aspekte aufzufächern, die in der interkulturellen Kunsttherapie zu berücksichtigen sind.

Der Kompass besteht aus zwei Haupt- und zwei Nebenachsen. Im oberen Teil sind vor allem selbstreflexive Aspekte aufgeführt, im unteren Teil anwendungsorientierte fachspezifische Kompetenzen. Die wesentliche Erweiterung besteht in der Einführung der Teilkompetenz Kontextsensibilität, unter der vor allem spezifische, die therapeutische Arbeit mit Bildern betreffende Kompetenzen gefasst werden sollen, z.B. Bildkompetenz und die Fähigkeit zur Kontextualisierung der kunsttherapeutischen Gestaltungen.

Exemplarisch möchte ich zwei der im Kompass aufgeführten Teilkompetenzen an Beispielen verdeutlichen, nämlich die Fähigkeit, kultursensible Angebote entwickeln zu können sowie die Fähigkeit zur Kontextualisierung der kunsttherapeutischen Gestaltungen:

Auf die Bedeutung kultursensibler Behandlungsangebote wurde ich schon bald nach Aufnahme meiner Arbeit im Berliner Behandlungszentrum für Folteropfer (BZFO) aufmerksam, denn alle meine Patienten waren Männer. Sie berichteten zwar vom bedrückenden Leid ihrer Familien, von ihren Frauen und Kindern, die mit ihnen geflohen waren, doch weder kamen die Frauen noch die Kinder mit in das Zentrum. Dabei waren sie durch Verfolgung und Flucht ebenso traumatisiert wie ihre Männer bzw. Väter, und einige von ihnen waren selber der Folter ausgesetzt gewesen. Es stellte sich heraus, dass sie glaubten, die Behandlungsangebote des Zentrums seien den Männern vorbehalten, die, als Helden oder Märtyrer angesehen, der Hilfe für würdig angesehen wurden. Auch das Schamgefühl der Frauen stellte sich als Barriere heraus, die es zu überwinden galt. Ist die Berücksichtigung der Frauen und Kinder inzwischen zur Selbstverständlichkeit geworden, galt es damals, deren Situation überhaupt erst wahrzunehmen, sich darüber mit den entsprechenden Institutionen und Einrich-

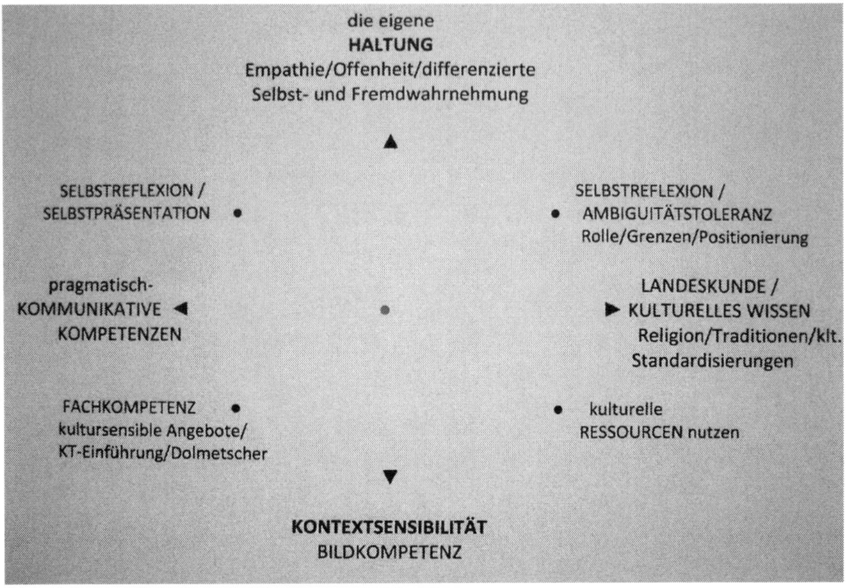

Abb. 2: Kompass für die interkulturelle Kunsttherapie

tungen auszutauschen und spezifische Angebote einzurichten. Wer heute in der interkulturellen Praxis im Gesundheitswesen tätig ist, kann sich an den Sonnenberger Leitlinien orientieren (vgl. Machleidt et al. 2007). Sie zielen auf die Verankerung einer kultursensiblen und integrativen Gesundheitsversorgung, legen verbindliche Standards für die Psychiatrie und Psychotherapie mit Migranten fest und fordern eine integrationssensible Qualifizierung von Fachkräften im Gesundheitswesen.

Auf die Bedeutung der Kontextualisierung der kunsttherapeutischen Gestaltungen hätte ich während meiner Arbeit am BZFO eigentlich nicht mehr gesondert aufmerksam gemacht werden müssen, dennoch war ich überrascht, als eine Kunsthistorikerin, die mit der Aufgabe betraut werden sollte, eine Sammlung der Patientenbilder aufzubauen, enttäuscht auf die Bilder reagierte und meinte: „Aber das ist doch keine Kunst! Das kann ich auch!" Sie besaß kein Wissen über die Kunsttherapie, ihre Ziele und

Vorgehensweisen. Ohne den Kontext berücksichtigen zu können, in dem die Bilder entstanden sind, verortete und bewertete sie die Bilder in einem falschen, nämlich dem ihr vertrauten kunsthistorischen Kontext. Dadurch war ihr ein Zugang zu den Bildern verwehrt. Dieses Beispiel verweist zum einen darauf, dass zum Verstehen können auch ein Verstehen wollen gehört. „Bei all den wichtigen Diskussionen um die Gegenstände und Methoden des Verstehens bleibt der Verstehende zu sehr außer Betracht“, kritisiert Gernot Saalmann und setzt sich mit den Gründen auseinander, die zur Verhinderung eines Verstehens beitragen (Saalmann 2009, 185). Für ihn gilt, dass Mitmenschlichkeit nur durch „eine verstehende Annäherung an den Anderen“ gelebt werden kann, die voraussetze, das damit verbundene „Verunsicherungspotenzial“ ertragen zu können (ebd., 191). Zum anderen kann die brüske Reaktion der Kunsthistorikerin auch Zweifel an der Behauptung aufkommen lassen, dass Bilder im Wesentlichen von allen Menschen verstanden werden können und über alle kulturellen Schranken hinweg als eine Art ‚natürlicher Weltsprache‘ frei von Problemen der Übersetzung oder Vermittlung seien. Unbestritten ist, dass Bilder in unserer medialisierten und globalisierten Welt eine nie zuvor bestehende Bedeutung gewonnen haben. „Es sind nicht Texte, sondern Bilder, die die Wende zum 21. Jahrhundert markieren und sich in unsere Köpfe eingebrannt haben“, schreibt Hubert Burda und richtet die Aufmerksamkeit auf die Diskussionen um Bilder und den iconic turn (Burda 2004, 11). Die vielbesprochene Macht der Bilder untersucht Wolfgang Ullrich am Beispiel der für den globalen Markt geschaffenen Bildbestände der Stock photography (z.B. Getty Images oder Corbis) und hinterfragt die ihnen zugeschriebene Funktion einer ‚Weltsprache‘ (Ullrich 2006). Stock Photos, so zeigt er auf, sind Bilder, die ins Vage und Nichtssagende ausweichen und für eine kurzzeitige und flexible Bedeutungszuschreibung produziert werden. Sie besitzen eine Kontextoffenheit und müssen so gestaltet sein, dass sie bei Menschen in der ganzen Welt Resonanz auslösen, d.h. sie müssen so beschaffen sein, dass sie weder Tabus der Kulturen verletzen noch eine Identifikation der ethnischen Zugehörigkeit erlauben. „Es ist eine Art von Heimweh, was sie um die ganze Welt irren lässt: Sie sind immer auf der Suche nach Orten, an denen sie etwas bedeuten dürfen", schreibt Ullrich (ebd., 100). Aus dem Bildarchiv der Getty Images stammte beispielsweise das Foto auf dem Poster zur Tagung des International Rehabilitation Council for Torture Victims (IRCT), auf der sich im Dezember 2006 Vertreter von Behandlungszentren für Folterüberlebende aus der ganzen Welt in Berlin trafen. Das Foto zeigte eine Szene, in der ein Mensch einem Anderen Gewalt zufügt. Unbestimmbar bleiben der Ort des Geschehens, das Geschlecht der Personen und auch, was genau dort passiert oder noch passieren könnte. Unschärfe, Ausschnitte, Verzicht auf Details, Gesichter von hinten oder angeschnitten – das sind typische Stilmittel der Stock photography, die auf dem Poster dieser internationalen Tagung aufzufinden sind.

In meiner kunsttherapeutischen Arbeit mit traumatisierten Patienten unterschiedlichster ethnischer Zugehörigkeit habe ich mich mit ihnen in der Welt ihrer Bilder bewegt. Im vertrauten Ambiente des kunsttherapeutischen Ateliers konnten ihre Bilder Bedeutung gewinnen und heilsame Dialoge fördern. Ob ihre Bilder auch losgelöst vom Kontext eine verstehende Annäherung ermöglichen, bleibt kritisch zu hinterfragen. Ullrich hat gezeigt, dass Bilder in ihrer Anpassungsfähigkeit und Deutungsoffenheit „auf fremde Autorität" angewiesen sind (vgl. Ullrich 2006, 9). Um eine solche „fremde Autorität" darstellen zu können, benötigen Kunsttherapeuten eine geschulte Kontextsensibilität. Damit ist die komplexe kunsttherapeutische Kernkompetenz gemeint, kunsttherapeutische Räume zu schaffen, in denen Gestaltungsprozesse und ihre Produkte ihre intendierte Wirkung entfalten können. Dies umfasst auch die Fähigkeit, vorhandene Strukturen zu nutzen und darin spezifisch kunsttherapeutische Kontexte zu entwerfen, zu gestalten und in ihren pragmatischen und theoretischen Bezügen zu vermitteln. Durch sie erhalten die Kunsttherapie und ihren Gestaltungen Orte, an dem ihr Potenzial und ihre Bedeutung sichtbar werden können und eine verstehende Annäherung unterstützt wird.

An der Nahtstelle zwischen Individuum und Gesellschaft: Kunsttherapeutische Projekte für Folterüberlebende, Flüchtlinge und Migranten

Über die geschützte Intimität der kunsttherapeutische Einzel- und Gruppenarbeit hinaus, bieten Projekte eine geeignete Möglichkeit, den therapeutischen Kontext zu erweitern. Sie führen über das Vertraute hinaus und stellen eine „Teststrecke der Kunsttherapie" dar, auf der sie ihre Möglichkeiten auslotet (vgl. Wendlandt-Baumeister 2005, 6). Eine solche „Teststrecke" stellte für mich das Projekt „ZWISCHENWELTEN" dar. Da ich mich hier ausschließlich mit den spezifischen Potenzialen der Projektarbeit mit Folterüberlebenden auseinandersetzen werde, verweise ich zur Ergänzung auf Beiträge, die ich zu theoretischen und behandlungstechnischen Aspekten der Kunsttherapie mit Folterüberlebenden bereits an anderer Stelle vorgelegt habe (vgl. Wendlandt-Baumeister 2008 und 2012).

Die Idee, die kunsttherapeutische Einzel- und Gruppenarbeit am BZFO durch ein Projekt zu erweitern, entstand aus der Begegnung mit meinen Patienten. Sobald sie ihre Ausdrucks- und Mitteilungsfähigkeit in der Kunsttherapie wieder gewonnen hatten, wuchs in ihnen das Bedürfnis, ihre Bilder anderen Menschen der Stadt zu zeigen und ihr Leid sichtbar machen zu können. Sie wollten in einen gesellschaftlichen Dialog treten und etwas von der Zerrissenheit vermitteln, von der ihr Leben durch Folter, Flucht und Exil geprägt ist. Auch in der therapeutischen Begegnung bewegten wir uns täglich zwischen Bildern und Worten, zwischen Vertrauen und Misstrauen, zwischen Hoffnung und Resignation. Parallel dazu thematisierten sie in ihren Bildern ihre Zerrissenheit zwischen Heimat und Exil, zwischen Ohnmacht und Heldentum, zwischen Stillstand und Bewegung. So war der Projektname auch schnell gefunden: ZWISCHENWELTEN sollte es heißen und eine Ausstellung sollte das Ziel sein. Ausstellungen von Patientenbildern aus der Kunsttherapie hatte ich schon viele besucht und mich häufig gefragt, welchen Gewinn sie wohl für die Patienten haben mögen, weil mir deren Beteiligung nicht mehr sichtbar war. Das sollte in diesem Projekt anders sein. Die Konzeption des

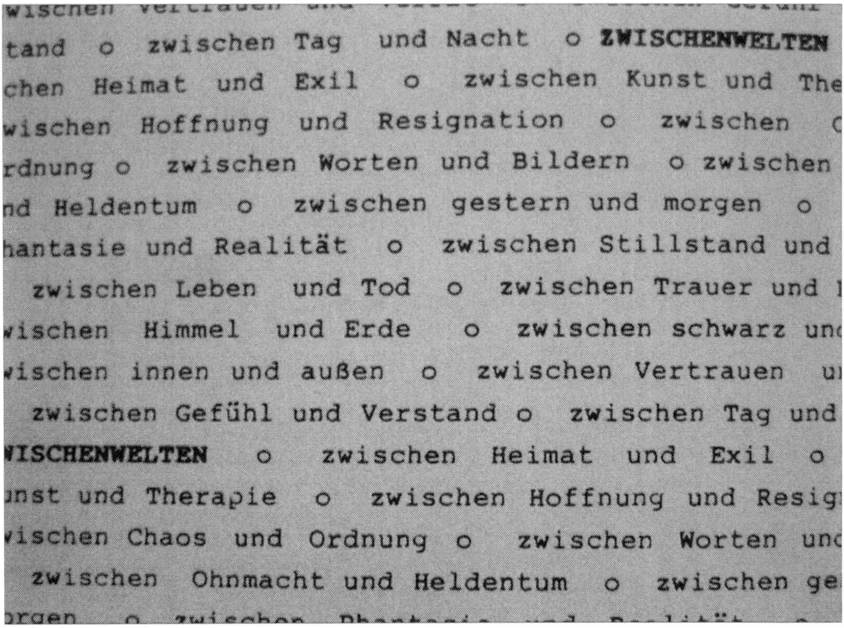

Abb. 3: Innencover zum Ausstellungskatalog ZWISCHENWELTEN

Projekts basiert daher auf der Beteiligung der Patienten in allen Phasen der Projektdurchführung.

ZWISCHENWELTEN ist ein kunsttherapeutisches Projekt, das in Zusammenarbeit des Behandlungszentrums für Folteropfer (BZFO) mit HINBUN, Internationales Bildungs- und Beratungszentrum für Frauen und Familien, 1994 in Berlin durchgeführt wurde. 19 Projektteilnehmer, Männer und Frauen im Alter zwischen 18 und 54 Jahren, deren Schicksal von Verfolgung, Folter und Exil geprägt ist, haben unter der Anleitung und Begleitung von Künstlern und Kunsttherapeuten Bilder, Skulpturen und Texte für eine Ausstellung erschaffen, mit der sie eigenständig zur Überwindung des gesellschaftlichen Tabuthemas Folter beitragen konnten. ZWISCHENWELTEN stellt einen Beitrag zur interkulturellen Verständigung dar und steht modellhaft für die Möglichkeiten einer kultursensiblen künstlerisch-kunsttherapeutischen Projektarbeit.

Das Projekt zielte darauf, den Patienten einen Erfahrungsraum zu verschaffen, der ihnen zunächst in der Atelierarbeit die individuelle Auseinandersetzung mit ihren Traumatisierungen erlaubt. Darüber hinaus sollte ihnen mit der Ausstellung ein Schritt in die Öffentlichkeit ermöglicht werden. Beides sollte zu einer Stärkung des Selbst und zur Überwindung der Opferrolle bei den Projektteilnehmern beitragen. Im Besonderen zielte das Projekt darauf, die Patienten aus der Passivität und dem Gefühl der Nicht-Existenz herausführen. Damit ist das Projekt den Zielen der Folter entgegengesetzt und veranschaulicht etwas von der „Berufsfeindschaft“, die Lansen aufgezeigt hat: Hatten die Patienten unter der Folter erfahren, dass sie keinerlei Einfluss auf das nehmen können, was ihnen widerfährt, so sollten sie nun neue Handlungsräume eigenständig gestalten. Mitbestimmungsmöglichkeiten der Patienten, ihre aktive Teilnahme und Übernahme von Verantwortung charakterisieren daher die gesamte Projektarbeit, die sich in sieben Phasen untergliedert:

In der *ersten Projektphase*, der Planungsphase, ging es zunächst um die Ausarbeitung des Konzepts. Dazu wurden die Interessen und Wünsche der Patienten erfragt und Gruppenangebote entwickelt, für die jeweils eine künstlerische oder kunsttherapeutische Leitung vorgesehen war. Neben der Terminierung der Atelierarbeit und der Ausstellung, galt es, die Leitung und Mitarbeiter des BZFO für das Projektvorhaben zu interessieren und deren Unterstützung einzuholen. Das war in diesem Fall nicht schwer, da sowohl die Projektziele als auch die Möglichkeit zur Öffentlichkeitsarbeit großen Anklang fanden. Schon bald waren auf der Grundlage der Projektbeschreibung und einer Kostenaufstellung die Ausstellungsräume, Partner und Förderer gefunden und die Mittel zusammengetragen. Durch die enge Zusammenarbeit mit HINBUN erweiterte sich das Projekt, so dass zusätzlich zur Ausstellung ein Rahmenprogramm vorgesehen war, das in der Verantwortung des HINBUN stehen sollte. Mit dem Kulturhaus Spandau war eine Ausstellungsmöglichkeit gefunden, die zugleich Raum für Aktivitäten und weitere Veranstaltungen für das Rahmenprogramm bot. Die große Resonanz, die das Projektvorhaben hervorrief und die vielfältige Unterstützung, die es bereits in der Planungsphase erfahren hat, wirkten sich positiv auf das Selbstwertgefühl der Patienten aus und mit großem Engagement für die gemeinsame Sache nahmen sie die Atelierarbeit auf. Die *zweite Projektphase*, die Phase der Atelierarbeit, umfasst fünf Monate, in denen die Patienten in der Ausdrucksmal-Gruppe, in der Skulptur-Gruppe, in der Gruppe Gemeinschaftsbilder und in der Literaturgruppe sich künstlerisch mit ihren Themen auseinandersetzen konnten. In gemeinsamen Besprechungen konnten Fragen geklärt werden wie „Muss ich mein Bild in der Ausstellung zeigen oder kann ich es zurückhalten?“ Mit der Vereinbarung, dass am Ende jeder für sich entscheiden darf, was in der Ausstellung gezeigt werden soll, war der notwendige Freiraum gegeben, sich den eigenen Themen widmen zu können. Regelmäßig stattfindende Besprechungen für alle Teilnehmer und die Gruppenleiter gaben Gelegenheit weitere Fragen zu klären, Absprachen zu treffen. In der *dritten Projektphase*, der Ausstellungsvorbereitung, wählten die Patienten die Bilder, Skulpturen und Texte aus, die sie zeigen wollten und entschieden sich für ein Motiv für das Ausstellungsplakat und die Flyer. Die künstlerischen Gruppenleiter entwickelten ein Konzept für die Präsentation und waren für den Ausstellungsaufbau zuständig. Das Rahmenprogramm nahm Gestalt an, Filme, Ausstellungsführungen, Lesungen und Diskussionsabende mit unterschiedlichen Fachleuten wurden vorbereitet. Da sich die Projektteilnehmer an den Ausstellungsführungen beteiligen wollten, entstand die Idee, dafür den ‚Helferkreis‘ des Behandlungszentrums zur Unterstützung zu gewinnen. Jeweils ein ehrenamtlicher Mitarbeiter und ein Projektteilnehmer bildeten nun kleine Teams und übernahmen unterschiedliche Aufgaben. Die *vierte und fünfte Projektphase*, die Vernissage und die vierwöchige Ausstellung mit dem Rahmenprogramm, bildeten den Höhepunkt des Projekts. Hier fand der öffentliche Dialog statt, den sich die Projektteilnehmer erhofft hatten. Die große Zahl an Besuchern am Eröffnungsabend sowie die Resonanz in der Presse bestätigten uns darin, dass wir das Interesse der Öffentlichkeit gefunden hatten. Unter den Bildthemen der Patienten sowie auch unter den Themen, die in der

Literaturgruppe entstanden und für die Lesungen zur Ausstellungseröffnung und im Rahmenprogramm ausgewählt waren, ragten drei Themenbereiche heraus, die auch die Dialoge zwischen Projektteilnehmern und den Besuchern der Ausstellung bestimmten: Erinnerungen an die Heimat, die erfahrene Folter sowie Entbehrungen und Traumata des Exils. In einer *sechsten Projektphase*, widmeten wir uns der Auswertung. Ergänzend zu den gemeinsamen Auswertungsrunden wurden die Erfahrungen aller Beteiligten in einem Fragebogen erfasst. Für die Projektteilnehmer ging nun auch die kunsttherapeutische Einzel- oder Gruppenarbeit weiter. Parallel dazu gingen die Bilder in einer *siebten Projektphase* auf Reisen und wurden in anderen Städten gezeigt.

Mit dem Projekt ZWISCHENWELTEN bewegten sich alle Beteiligten über das Vertraute hinaus: Therapeuten und Patienten verließen gemeinsam das geschützte kunsttherapeutische Atelier, begaben sich in neue Rollen, vernetzten sich mit anderen und stellten sich mit ihren Themen in die Öffentlichkeit. Dabei stellten die Bilder, Skulpturen und Texte eine Brücke zur interkulturellen Verständigung dar. Im Fragebogen zur Projektauswertung antwortete eine Teilnehmerin auf die Frage, was sie den Ausstellungsbesuchern vermitteln wollte: „Unsere Zusammenarbeit! Ich will, dass sie spüren, dass es uns Spaß gemacht hat und dass wir mit unseren Bildern was ausdrücken wollten, verschiedene Situationen. Sie sollen genau so wie wir begeistert sein können. Das war schön. Ich habe was gelernt." Diese Freude und Begeisterung, war ebenso für die anderen Teilnehmer von Bedeutung. Die Erfahrung, dass sie mit ihren Bildern etwas geschaffen hatten, worauf sie stolz sind und womit sie sich zeigen können, dass sie etwas zu geben und zu sagen haben, stellt ein Gegenwicht von heilsamer Wirkkraft dar zu ihren quälenden, durch die Folter bedingten Zweifeln am Recht auf Teilhabe an der Welt. Dass das Projekt gelingen und die intendierten Ziele erreicht werden konnten, ist auf spezifische Bedingungen zurückzuführen, die hier berücksichtigt wurden:

- Das Projekt knüpfte an den Bedürfnissen der Patienten an, erweiterte den Raum für therapeutische Zielsetzungen.

- Es basierte auf der Mitbestimmung der Patienten in allen Projektphasen.
- Zeiträume für regelmäßige Besprechungen mit allen Beteiligten sorgten dafür, dass Absprachen und gemeinsame Entscheidungen getroffen werden konnten. So entwickelte sich das Projekt zu einer verbindenden, gemeinsamen Sache.
- Das Projekt fügte sich organisch in den Behandlungsalltag der Projektteilnehmer ein, d.h. sie konnten nach dem Projekt die kunsttherapeutischen Behandlungsangebote weiter für sich nutzen und dort ihre Erfahrungen aus der Projektarbeit vertiefen.
- Die Rahmen- und Zielsetzungen ließen eine Vernetzung mit anderen Einrichtungen zu und motivierte Einzelne, das Projekt durch Spenden oder aktive Mitarbeit zu unterstützen.
- Eine intensive Informationspolitik und die Vermittlung der Anliegen machten die Öffentlichkeit auf die Ausstellung aufmerksam.
- Der Projekttitel diente als verbindende Klammer: Besucher, Mitarbeiter, Presse, Patienten – alle konnten mit dem Titel ‚Zwischenwelten' Persönliches verbinden.

Literatur

Amnesty International (Hrsg.) (2008): Allgemeine Erklärung der Menschenrechte.

Behandlungszentrum für Folteropfer Berlin (Hrsg.) (1994): Zwischenwelten – Texte, Bilder, Skulpturen. Ausstellungskatalog. Berlin: BZFO.

Burda, H. (2004): Iconic turn weitergedreht – Die neue Macht der Bilder. In: Maar, C./Burda, H. (Hrsg.): Iconic turn. Die neue Macht der Bilder. Köln: DuMont Verlag, 9–13.

Campbell, J./Liebmann, M./Brooks F./Jones, J./Ward, C. (Hrsg.) (1999): Art Therapy, Race and Culture. London: Jessica Kingsley Publishers.

Changeux, J.-P./Ricoeur, P. (2000): What Makes Us Think? A Neuroscientist and a Philosopher Argue about Ethics, Human nature, and the Brain. Princeton/Oxford: Princeton University Press.

Erll, A./Gymnich, M. (2011): Interkulturelle Kompetenzen. Erfolgreich kommunizieren zwischen den Kulturen. Stuttgart: Klett Verlag.

Haag, A. (2011): Versuch über die moderne Seele Chinas. Eindrücke einer Psychoanalytikerin. Gießen: Psychosozial-Verlag.

Hassenpflug H./Ramminger J. (Hrsg.) (2002): Inscrire. Die Menschenrechte schreiben. s. l.: Middendorf Verlag.

Lansen, J. (1996): Was tut ‚es' mit uns? In: Gressner, S./Gurris, N./Pross, C. (Hrsg.): Folter. An der Seite der Überlebenden. Unterstützung und Therapien. München: Beck Verlag, 253-270.

Machleidt, W./Salman, R./Caliess I. T. (Hrsg.) (2007): Sonnenberger Leitlinien. Integration von Migranten in Psychiatrie und Psychotherapie. Berlin: Verlag für Wissenschaft und Bildung (VWB).

Pross, C./Graessner, S. (2002): 10 Jahre Behandlungszentrum für Folteropfer. Suche nach Wegen zu einer Traumatherapie von Flüchtlingen und politisch Verfolgten. In: Birck, A./Pross, C./Lansen, J. (Hrsg.): Das Unsagbare. Die Arbeit mit Traumatisierten im Behandlungszentrum für Folteropfer Berlin. Berlin/Heidelberg/New York: Springer Verlag, 1–16.

Saalmann, G. (2009): Verstehen können und verstehen wollen. In: Rehbein, B./ Saalmann, G. (Hrsg.): Verstehen. Konstanz : UVK-Verl.-Ges., 185–192.

Singer, W. (2002): Der Beobachter im Gehirn. Essays zur Hirnforschung. Frankfurt a.M.: Suhrkamp Verlag.

Ullrich, W. (2006): Bilder auf Weltreise. Eine Globalisierungskritik. Berlin: Verlag Klaus Wagenbach.

Wendlandt-Baumeister, M. (2003): Der „infizierte" Therapeut. Das Phänomen der stellvertretenden Traumatisierung. In: Hampe, R./Martius, P./Reiter, A./Schottenloher, G./von Spreti, F: (Hrsg.): Trauma und Kreativität. Therapie mit künstlerischen Medien. Dokumentation zur 13. Jahrestagung der IGKGT an der Universität Salzburg. Bremen: Universität Bremen, 101–113.

Wendlandt-Baumeister, M. (2005): Editorial zum Themenheft ‚Projekte I'. Kunst & Therapie – Zeitschrift für bildnerische Therapien 1/2005, 5–8.

Wendlandt-Baumeister, M. (2008): Kein Ort – Nirgends? Zur Bedeutung des sicheren Ortes in der Kunsttherapie mit Folterüberlebenden. In: Titze, D./ Hochschule für Bildende Künste Dresden (Hrsg.): Resonanz und Resilienz.

Band 4 der Reihe Die Kunst der KunstTherapie. Michael Sandstein Verlag: Dresden, 140–148.

Wendlandt-Baumeister, M. (2012): Annäherungen an das Unsagbare. Kunsttherapie mit Folterüberlebenden. In: Von Spreti, F./Martius, P./ Förstl, H. (Hrsg.): Kunsttherapie bei psychischen Störungen. München: Elsevier, 159–173.

Familienzeichnung und kultureller Kontext

Rabea Müller

Das Thema Familienzeichnung aus kulturvergleichender Perspektive begleitet mich schon viele Jahre. Zum einen durch kunstpädagogische und kunsttherapeutische Tätigkeiten in Chile und Deutschland, zum anderen durch Begegnungen innerhalb meiner kunsttherapeutischen Arbeit mit Heranwachsenden aus vielen unterschiedlichen Kulturen. Tiefgreifende Erfahrungen und erste wissenschaftliche Annäherungen durch eine komparative Vergleichsstudie (1998–2004) mit Erhebungen von Familienzeichnungen in Chile und Deutschland konnten primäre Erkenntnisse über das Medium Kinderzeichnung als eine spezifische Darstellungsform zur Abbildung sozialer und kultureller Verhältnisse liefern (Müller 2000). Aufbauend auf diese ersten Untersuchungen wurde eine weiterführende Studie initiiert (2004–2005), die das Familienmotiv als Thema der Kinderzeichnung erneut aufgriff und mit zusätzlichen Frage- und Problemstellungen verband. Während sich die erste Untersuchung vorwiegend auf die Struktur der Familien, die Zuordnung der Familienmitglieder und die Differenzierung der Geschlechterdarstellung bezog, geht es in der nachfolgenden Studie, fokussiert durch das Untersuchungsthema „Zeichne deine Familie bei einer gemeinsamen Tätigkeit“, darüber hinausgehend auch um Familienprozesse, um Kommunikations- und Interaktionsvorgänge bei gemeinsamen Aktivitäten und Erlebnissen (vgl. Müller 2012). Im Vordergrund stehen dabei lebensweltliche Bezüge, die nicht an Einzelbiographien und persönlichen Gefühlssituationen festgemacht werden, sondern sich auf allgemeine gesellschaftliche und soziale Gegebenheiten und ihre Auswirkungen auf die kindliche Lebenswelt zum Entstehungszeitpunkt der Zeichnungen in den unterschiedlichen Kulturen beziehen. Insgesamt wurden 584 Familienzeichnungen von Heranwachsenden im Alter von 8–14 Jahren aus Nordchile (Atacama-Wüstenregion) und Westdeutschland (Eifel und Bergisches Land) als Datenmaterial für die Analyse kultureller Unterschiede herangezogen. Mittels verschiedener Auswertungsinstrumente, Kategorien- und Kodierungssysteme können dabei sichtbare Unterschiede zwischen der chilenischen und der deutschen Probandengruppe nach vernachlässigbaren und auffälligen Differenzen unterteilt werden. Folgend werden vor allem solche Ergebnisse der Analyse aufgezeigt, die größere Verschiedenheiten in den Merkmalsausprägungen aufweisen.

Kontext

Im Zeitalter der Globalisierung und Internationalisierung vieler Lebensbereiche haben sich Begriffe wie *Kultur*, *Transkulturalität*, und *Hybridität* zu Schlagwörtern entwickelt, deren inhaltliche Bedeutung und Dimensionen weitreichend und noch nicht abschließend bestimmt worden sind. Kultur wird folgend als ein beweglicher Vorgang der Gesellschaft gesehen, der durch Kommunikationsprozesse (verbal/nonverbal) hervorgebracht und reproduziert wird (vgl. Altmayer 1997; Bolten 2003). Kultur entsteht demnach aus dem Zusammenspiel unterschiedlicher Elemente und wird als dynamischer Entwicklungsprozess begriffen, in dessen Mittelpunkt der Mensch als Gestalter seiner Umwelt steht. Kulturelle Identität wandelt sich stetig nicht nur in der Praxis, sondern auch im theoretischen Zugriff. Sie unterliegt Interaktionen, die aus mikro- (vgl. Hofstede 1996) und makroanalytischer Perspektive (vgl. von Keller 1982; Demorgon 1996; Barmeyer 2000), nicht nur von kulturellen Einwirkungen bestimmt, sondern auch von individuellen Eigenschaften eines Menschen beeinflusst (Bolten 2003), in einem wechselseitigen Zusammenhang stehen.

In kulturellen Kontexten entwickeln sich Kinder und Jugendliche aktiv in einem konstruktiven Prozess, der durch den Erwerb adaptiver kultureller Konzepte und kultureller Techniken gekennzeichnet ist. Dabei werden die jeweiligen Lebensbedingungen geprägt und spezifische Handlungs- und Erlebensräume vermittelt. Identitätsrelevante Werthaltungen und Verhaltenspräferenzen, die häufig lebenslang wirksam sind und auf die soziale Umwelt der so geprägten Individuen zurückwirken, werden aufgebaut.

Kulturvergleichenden Studien können Kulturbesonderheiten und kulturübergreifende Gemeinsamkeiten in Sozialisation und Entwicklung von Heranwachsenden erfassen und Phänomene zur Erklärung herausstellen. In fast allen Gesellschaften und Kulturkreisen hat die Familie als Form des sozialen Zusammenlebens eine herausgehobene Bedeutung, auch wenn sich die Definition was unter einer Familie verstanden wird historisch gewandelt hat und auch kulturell abhängig uneinheitlich verwendet wird. Nahezu überall haben Menschen entweder durch ihre Herkunftsfamilie und/oder durch eine selber gegründete Familie Erfahrungen in und über diese Sozialform gemacht. Unberührt von Debatten über Funktionsverlust oder neue Formen familiären Zusammenlebens (Wagner et al. 2000) findet die Familie weitläufig als primäre Sozialisationsinstanz, als sozialer Raum für Entwicklung sowie als Träger und Übermittler von kulturellen Werten Beachtung. Familiäre Sozialisationserfahrungen finden ihren Ausdruck nicht nur in spezifischen Verhaltensmustern und Wertvorstellungen der Kinder, sondern auch in Spielaktivitäten und Artefakten, wobei das Zeichnen und Malen eine herausragende Stellung einnimmt.

Mit Blick auf die Veränderungsprozesse kultureller Faktoren, die auf die Sozialisation eines einzelnen einwirken, lässt sich aus der Perspektive der kulturvergleichenden Kindheits- und Familienforschung (Trommsdorf 1995, Hurrelmann et al. 2003, u.a.) ein Bild der Lebenslagen von Familien und Kindern unterschiedlichster Herkunft aufzeigen, das einen Vergleich von Kinderzeichnungen neben dem Einbezug von Erkenntnissen einer kultursensitiven Entwicklungspsychologie fundiert (Richter 1987, Wichelhaus 1989, u.a.). Darauf aufbauend können interkulturelle Untersuchungen zu bildnerischen Handlungen empirisch gehaltvolle Ergebnisse liefern, um Heranwachsende in ihrem kulturgeprägten nonverbalen Ausdruck richtig zu verstehen, Lern- und Entwicklungsanreize zu vermitteln und gegebenenfalls auch therapeutische Hilfestellungen leisten zu können.

Familienzeichnungen von Kindern, die vorwiegend entwicklungspsychologisch und psychoanalytisch gedeutet werden, enthalten neben Verarbeitungsprozessen von persönlichen Lebenserfahrungen insbesondere in ihren Familien auch Projektionen von kultureller Identität. Diese werden u.a. in den Familienkonzepten (Größe, Zugehörigkeit, etc.), in einzelnen Gestaltungsmerkmalen (z.B. in der Differenzierung von Geschlechtern), sowie in der Darstellung von Räumlichkeit oder von Nähe und Distanz in den Beziehungsstrukturen sichtbar. Der symbolische Gehalt der Zeichnungen, ihr „verborgener Sinn" (Widlöcher 1995, 18), der sich in der Wahl der dargestellten Objekte, ihrer Beziehungen untereinander sowie in stilistischen Besonderheiten wie z.B. Farben, Linien und Formen ausdrückt, bietet die Chance, Rückschlüsse auf die Wichtigkeit einer Familie für das jeweilige Kind zu ziehen und Aussagen über die Bedeutung dieser Zusammenlebensform innerhalb eines Kulturkreises zu machen. In der Auswertung der Untersuchungsergebnisse ist vor allem die Familienzeichnung maßgeblich, der triangulative Forschungsansatz (vgl. Müller 2012, 182f.) bezieht aber auch die verbalen Ergänzungen der Kinder im Rahmen eines offenen Interviews sowie Notizen während der Untersuchungsdurchführung mit ein.

Familienzeichnungen

Die psychologische und pädagogische Forschung der letzten Jahrzehnte hat bedeutende Untersuchungsergebnisse vorgelegt die belegen, dass die Kinderzeichnung sowohl thematisch als auch formal-ästhetisch kulturellen Einflüssen unterliegt (Richter 2001, Row 1988, Mayekiso 1986). Eine Veränderung der Forschungsperspektive im Bereich der interkulturellen Untersuchungen zur Kinderzeichnung kann seit den 70er Jahren des vorigen Jahrhunderts konstatiert werden. In den vergleichenden Analysen wurden seit dem nicht nur die Phänomene aus Unterschieden und Parallelitäten zwischen Ontogenese und Phylogenese als Grundlagen für das Aufzeigen von Differenzen verwendet, sondern zahlreiche zusätzliche Parameter, vor allem die spezifischen kulturell geprägten Erfahrungswelten der Probanden (z.B. Richter 2001, Wolter 2007). Neuere Forschungen haben ein verstärktes Interesse, solche Einflüsse in einem angemessenen theoretischen Rahmen systematisch zu analysieren. Vor allem in Zeichnungen, welche die eigene Familie thematisieren, können kulturell vermittelte Sozialisationserfahrungen zum Ausdruck kommen. Hier bietet sich ein Zugang zum Verständnis des kulturellen Hintergrundes, der nicht nur weitestgehend Probleme der sprachlichen Kommunikation vermeiden kann, sondern zudem auch einen Einblick in das unmittelbare Erleben und die Befindlichkeit eines Kindes ermöglicht, der mit anderen Methoden nur schwer zu erfassen ist.

Vor allem in der Psychologie ist die Familienzeichnung ein wichtiges diagnostisches Instrument zur Gewinnung von Erkenntnissen über die individuelle Situation eines Kindes in seiner Familie. Gleichzeitig eignet sie sich aber auch, um Strukturen von Gesellschaften zu erfassen. Sie bietet in der Regel einen unmittelbaren, d.h. durch Reflexionen wenig „zensierten" Einblick in die komplexen Verweisstrukturen der Bedeutungskonstruktionen von Kindern und eröffnet einen sprachfreien Zugang zur Analyse dieser. Deshalb hat sie gegenüber anderen Erhebungsinstrumenten, die auch Familienstrukturen in verschiedenen Kulturen analysieren, viele Vorteile (vgl. Müller 2010). Das Interview beispielsweise oder die Beobachtung von familiären Situationen sind ebenfalls geeignet, geben aber weniger Einblicke in oft unbewusste Verarbeitungsprozesse von Familienerlebnissen. Die Zeichnung kann nach Wichelhaus (1989) als Kommunikationsmöglichkeit des Kindes über sein Familienleben gesehen werden, in der eine unbefangene Sicht auf diese Zusammenlebensform preisgeben wird, in deren Realisation die „Erwachsenensicht" auf kulturelle Unterschiede, wie sie in vielen Sozialisationsstudien vermittelt wird, nicht unbedingt erkennbar ist. Berücksichtigt man außerdem den symbolischen Gehalt von Kinderzeichnungen, d.h. nicht nur die Narrationen, dann vermitteln sie zahlreiche zusätzliche Erkenntnisse, z.B. über kulturelle Erfahrungsmuster unter anderem durch die Wahl der dargestellten Objekte, ihre Beziehungen zueinander sowie stilistische Besonderheiten, die sich in Farbwahl, Linien und Formstrukturen zeigen. Legt man solchen Analysen

Erkenntnisse über Verhaltensdimensionen eines Kindes zugrunde, können diese Auskunft über kognitive, emotionale und soziale Fähigkeiten geben. Sie verweisen damit nicht nur auf den Entwicklungsstand, auf perzeptive, visuelle, soziale und interkulturelle Fähigkeiten, sondern auch auf affektive Zustände (Wichelhaus 1989).

Im Rahmen der zeichnerischen Umsetzung des Themas der Familie bei einer gemeinsamen Tätigkeit ist die Anzahl, Größe und Reihenfolge der dargestellten Familienmitglieder von Interesse sowie die Tätigkeit, die sie ausführen. Die Besonderheit der thematisch gebundenen Untersuchungsaufgabe erlaubt es nicht, Erkenntnisse aus standardisierten zeichnerischen Verfahren („Sonnenfamilie", Iten 1980/„Familie in Kreisen", Müssig 1991/„Familie in Tieren", Brem-Gräser 1970/„Die verzauberte Familie", Kos & Biermann 1973/„Familien-Beziehungstest", Howells & Lickorish 1975/„ScenoFamilientherapie", Dold 1989/„Zeichne deine Familie", Abegg 1973, etc.) zur Auswertung unmodifiziert zu übertragen. Das schließt jedoch nicht aus, sich für ein geeignetes Klassifizierungssystem an Methoden von Familienzeichentests zu orientieren und entsprechende Kategorien und Kriterien zu übernehmen. Das Untersuchungsthema („Zeichne deine Familie bei einer gemeinsamen Tätigkeit") knüpft nicht, wie das für die gängigen Familienzeichentests gilt, an eine Zeichenaufforderung an, in der es um eine projektive Verwandlung geht, sondern bezieht sich auf die realen Erfahrungen der Heranwachsenden mit der eigenen Familie. Betrachtet man die Familie als ein Motiv, das aus mehreren Elementen besteht, dann interessieren bei der Analyse des Motivs die Anzahl der Elemente, die Variationen, ihre Zuordnungen und die Einordnung in den Raum bzw. die Bildfläche. Ein Zugang zum Zeichenprozess lässt auch die Reihenfolge der gezeichneten Elemente und verbale Ergänzungen der Zeichner als Auswertungskriterium nutzen.

Analyse von Familienzeichnungen

Die Interpretation und Analyse von Familienzeichnungen gilt als eine besondere Herausforderung, da eine Zeichnung im Vergleich zu einem

Textdokument seine Bestandteile gleichzeitig darbietet und nicht mit einem bekannten texthermeneutischen Verfahren sequentiell erschlossen werden kann (vgl. Langer 1984). Zur Untersuchung vom Bildmaterial gibt es verschiedene theoretisch-methodologische Ansätze, deren Anwendungen teilweise eine erhebliche Gefahr von kurzschlüssigen Fehlinterpretationen mit sich ziehen. Um dem entgegenzuwirken, sollte die Kinderzeichnung als individuelle Ausdrucksform und gleichzeitig als eine kulturelle Objektivation vom Zeichner betrachtet werden.

Für Mollenhauer (1997) ist die Bildhermeneutik eine Herangehensweise, die „das Erkennen von Strukturen der Objekte und ihrer Kontexte ebenso wie deren individuell Besonderes" umfasst, „sie muss sich auf das Andere, das Fremde ebenso beziehen, wie (selbstreflexiv) auf das Eigene des Interpreten" (Mollenhauer 1997, 249). Dieser systemtheoretische Aspekt ist in vielen aktuellen Bildinterpretationsansätzen für Kinderzeichnungen involviert (u.a. Hinkel 2000, Neuß 2005, Richter 1997, Wichelhaus 1989). In dem Ansatz von Hinkel (2000) ist die Analyse von Kinderzeichnungen mehrperspektivisch ausgerichtet. Er hebt die lebensweltlich bedeutsame Handlung als Motiv in den Kinderzeichnungen hervor und verweist damit neben formalen und inhaltlichen Aspekten im kindlichen Ausdruck auch auf Motive als Ergebnisse von Tätigkeiten. Damit soll die „gesellschaftliche und soziale Situation in ihren Auswirkungen auf die kindliche Lebenswelt" im zeichnerischen Verhalten berücksichtigt werden (Hinkel 2000, 246). Darauf fußend entwickelt er ein Konzept zur Analyse von Kinderzeichnungen, das er nicht nur aufgrund der Vielfalt von Perspektiven die miteinander verflochten sind, sondern auch um die Lebensprozesse von Kindern in ihrer Dynamik mit einzubeziehen als Handlungsmodell bezeichnet. Dieses „Handlungsmodell" impliziert deshalb Betrachtungsweisen, die sich auf den soziokulturellen Kontext und alle darin ablaufenden Produktions- und Interpretationsprozesse richten. Dies entspricht auch der Auffassung von Wichelhaus (1989), nach der „die Kinderzeichnung in einem situativen, jederzeit veränderbaren Kontext" steht, „durch den die Bedeutung für einen Interpreten (Zeichenbenutzer) bestimmt ist" (ebd., 189). Neben Hinkels Konzept ist vor allem das strukturanalytisch-biografische Interpretationsmodell von Richter (1997) erheblich (vgl. Abb. 1).

Abgesehen von einer Reihe von Ähnlichkeiten und Übereinstimmungen mit dem Ansatz von Hinkel zeigt Richters Modell auch entscheidende Unterschiede. Es fußt in Anlehnung an strukturanalytisch orientierte Kunstanalysen auf einem Werkverständnis, in dem Motiv- und Formebene getrennt erfassbar sind und mit geeigneten Verfahren in ihren Bedeutungen festgestellt werden können. Diesen Teil seines Interpretationsansatzes, den er Werkanalyse nennt, verknüpft er mit dem Persönlichkeitskonzept des Bildproduzenten, das u.a. aus einer Exploration des Lebensgeschehens im Gespräch, aus Daten der Lebensgeschichte und aus psychologischen Verfahren zur Feststellung von Intelligenz und Persönlichkeit abgeleitet werden kann. Richter bezeichnet diese beiden Zugangsformen (Werkanalyse und Persönlichkeitskonzept) zu bildhaften Mitteilungen wie der Kinderzeichnung als theoretische Konstrukte, hinter denen unterschiedliche Auffassungen und Zugriffsweisen stehen (vgl. ebd., 211). Wesentlich für jede bildanalytische Tätigkeit ist jedoch die gegenseitige Abhängigkeit der Konstrukte. Der methodische Weg kann sowohl ausgehend von der Werkanalyse zum Persönlichkeitskonzept voranschreiten als auch umgekehrt verlaufen (vgl. ebd., 216).

Beide Ansätze, das „Handlungsmodell“ von Hinkel (2000) und das „Modell der strukturanalytisch-biografischen Interpretation von Richter (1997) sind in modifizierter Form auch geeignet, Familienzeichnungen aus unterschiedlichen kulturellen Kontexten zu analysieren und zu vergleichen. Bei Hinkel gehören die kulturellen Faktoren zur allgemeinen gesellschaftlichen und sozialen Situation, d.h. zur Umwelt, die die individuelle Situation und Befindlichkeit, Interesse und Emotionen von Kindern beeinflusst und dadurch Motive, Inhalte und Darstellungsweisen und Funktionen in ihren Zeichnungen prägt. Mit Richters Modell können Bedeutungen von Kinderzeichnungen auch anhand von Persönlichkeitskonzepten und biografischen Gegebenheiten festgestellt werden. Diese sind nach ihm in ihrer Entstehung und Ausprägung eng mit kulturellen Voraussetzungen verbunden.

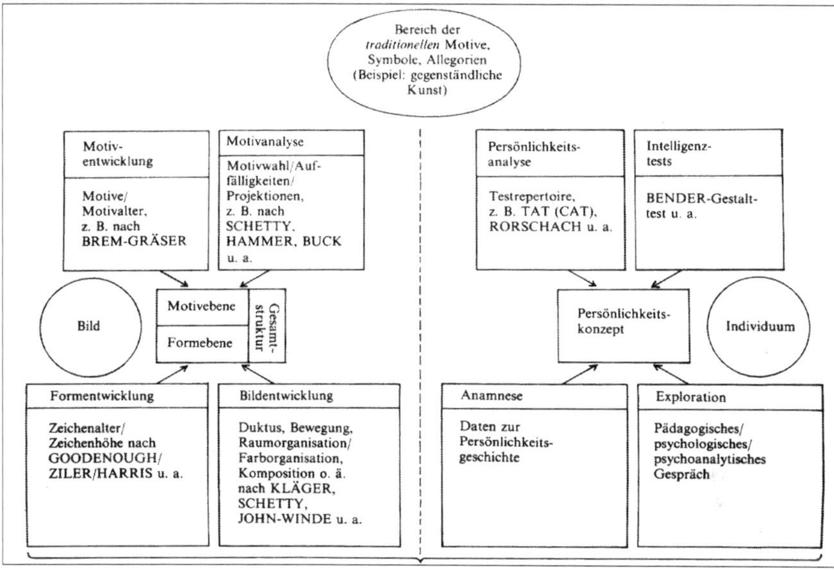

Abbildung 1: Modell der strukturanalytisch-biografischen Interpretation (Richter 1997, 212)

Die Modelle zur Analyse und Interpretation von Kinderzeichnungen nach Hinkel (2000) und Richter (1997) eignen sich als Grundlage für die vergleichende Betrachtung von Familienzeichnungen aus unterschiedlichen Kulturen. Neben allgemeinen Daten zu den Zeichnern mittels Informationen zum Alter, Geschlecht und zu den sozial und kulturell bedingten Lebensumständen, werden Motive und Inhalte sowie die materielle Auswertung dieser berücksichtigt. Danach gründet sich die Modellvorstellung für ein Auswertungsschema von Familienzeichnungen unter kulturellen Bezügen auf vier unterschiedliche Sichtweisen, gefasst unter Bedingungsfaktoren, Werkanalyse und gesellschaftlicher Situation (vgl. Abb. 2).

Von den unterschiedlichen Gesichtspunkten, die das Auswertungsverfahren dominieren, sind Alter und Geschlecht durch das Auswahlverfahren bedingte Kategorien, die in beiden Stichproben (Chile/Deutsch-

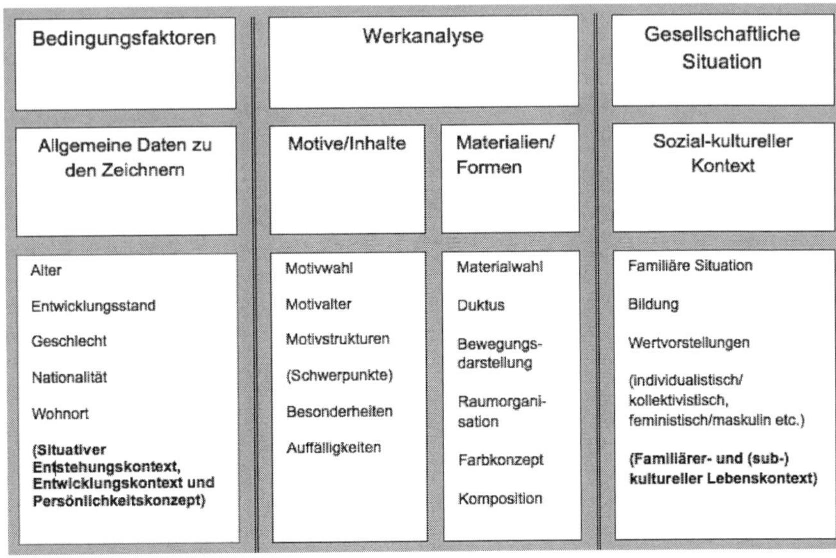

Abbildung 2: Modell zur Analyse von Familienzeichnungen von Kindern aus kultureller Sicht

land) gleich verteilt worden sind. Da es sich um eine Studie handelt, in der das Datenmaterial bei Normalschülern in Gruppen (Gruppengrößen von 15–30 Kindern) erhoben wurden und der persönliche Zugang zeitlich limitiert vorgesehen war, ist das Persönlichkeitskonzept der Probanden nur ansatzweise und zwar nur anhand des Bildmaterials erkennbar. Es steht unter kulturellen Aspekten, d.h. für die gesamte untersuchte Population und nicht bei den einzelnen Probanden im Blick. Von größerem Interesse ist der Entwicklungsstand der Probanden der jeweiligen Stichproben, um einerseits Vergleichbarkeit zu gewährleisten und andererseits festzustellen, ob es Entwicklungsunterschiede kulturell und/oder sozialisationsbedingt gibt. Der Entwicklungsstand kann jedoch nicht unabhängig von der Werkanalyse, die sich auf die Motiv- und Formebene der Familienzeichnungen bezieht, festgestellt werden. Obwohl die Formebene, die sich mit der Motivstrukturierung, der Bewegungsdarstellung und der Raumorganisation schwerpunktmäßig befasst, diejenige ist, die vor allem entwicklungspsychologisch verwendet wird, zeigen fast alle formanalytischen Verfahren, dass nur die Gesamtstruktur aus Motiven und Formen die Basis jeder Interpretation, auch der entwicklungsdiagnostischen, ist.

Neben den allgemeinen Daten sowie den Erkenntnissen aus den Auswertungen der Motiv- und der Formebene sind für eine kulturvergleichende Studie vor allem die Aspekte wesentlich, die aus soziokultureller Sicht für die Analysen und Interpretationen der Zeichenergebnisse der chilenischen und deutschen Kinder wichtig sind.

Aus dieser Perspektive werden die gesellschaftliche Situation bzw. die sozialen Voraussetzungen unter dem Aspekt von dominierenden Wertvorstellungen, wie sie u.a. Hofstede (1993) mit den Begriffen individualistische und kollektivistische Gesellschaften oder feministische und maskuline Gesellschaften geprägt hat, berücksichtigt. Seine jeweils polaren Positionen sind geeignet, kulturelle Unterschiede selbst bei sehr ähnlichen Gesellschaftsstrukturen herauszuarbeiten. Das ist insofern bedeutsam, da die Ähnlichkeiten von Industrienationen in einer sich global angenäherten Welt zunehmend größer geworden sind und komparative Studien deshalb oft sogar absolut erscheinen (vgl. Hofstede 2001, 18). Vergleicht man die Länder Chile und Deutschland unter dem Aspekt kultureller Dimensionen und deren Auswirkungen auf Familienformen, lässt sich für beide Länder gleichermaßen ein gesellschaftlicher Wandel feststellen, der z.B. den Rückgang von Geburten und Eheschließungen, einen Zuwachs an Scheidungen und gleichgeschlechtlichen Partnerschaften beinhaltet. Verbunden damit gibt es in beiden Ländern heute eine große Vielfalt an Lebensformen, die sowohl die Partnerbeziehungen als auch das Zusammenleben von Generationen betrifft. Trotzdem ist die „eheliche Familie“ mit leiblichen Kindern die bevorzugte Lebensform und deshalb auch quantitativ am stärksten vertreten. Dass diese Gesellschaften dennoch auf unterschiedlichen Kommunikationsmodi basieren, die sich in einem sensiblen Instrument wie der Kinderzeichnung sichtbar machen lassen, belegen folgende Untersuchungsergebnisse.

Die Familie bei einer gemeinsamen Tätigkeit

Um möglichst viele kulturelle Momente zu erfassen wurde, wie bereits erwähnt, für die Untersuchung ein komplexes Thema als zeichnerische Aufgabe gewählt: „Zeichne deine Familie bei einer gemeinsamen Tätigkeit". Diese Zeichenaufforderung knüpft an realen Erfahrungen der Heranwachsenden mit der eigenen Familie an. Es enthält mehrere Motive, die Aufschluss über den Zusammenhang von Familienkonzepten und kultureller Identität geben können. Diese lassen sich in vier Bereiche differenzieren: Mensch, Familie, gemeinsame Tätigkeit und Umgebung. Mit dem Motiv Mensch werden neben dem Zeichenalter auch Erfahrungen mit dem eigenen Selbst, mit Körper und Psyche erfasst. Das Motiv Familie zeigt ein Bild der Familie, wie der Zeichner sie erlebt. Die gemeinsame Tätigkeit bildet darüber hinausgehend Handlungs- und Kommunikationsstrukturen der Familie ab. Die Bildfläche erfüllt die Funktion die Umgebung, in der die Familienmitglieder in ihren Aktionen eingebettet werden, als Raum zu visualisieren. Dadurch ergeben sich Möglichkeiten, weitere Darstellungselemente einzufügen, die im Zusammenhang mit dem Thema auf kulturell bedingte Erfahrungen hinweisen.

Motiv Mensch

Das Motiv Mensch ist in unterschiedlichen Ausprägungen Bestandteil jeder Familiendarstellung und erfordert eine Fülle unterschiedlicher Personendarstellungen und Differenzierungen. Familienmitglieder stellen für Kinder affektiv wichtige Bezugspersonen dar. „Die Erfahrungen und Wahrnehmungen, die es von diesen hat, bestimmen die Ausdrucksweise und die Darstellungsart des Kindes und spiegeln auch die Beziehung, die es zu ihnen und seiner Umwelt hat wider." (Schetty 1974, 17) Die Analyse der Darstellung einzelner Familienmitglieder kann deshalb Auskunft darüber geben, ob und in welcher Weise intensive Beziehungen existieren und welche Interaktionen innerhalb der Familie und für das Kind wichtig sind. Unter den verschiedenen Menschdarstellungen zur Abbildung des Familiensystems können anhand der Selbstdarstellung u.a. kulturelle und individuelle Erfahrungen und Wertvorstellungen abgelesen werden (vgl. Müller 2012, 222).

Die vergleichenden Analysen der Selbstdarstellungen, die aus dem Zusammenhang der jeweiligen Familienzeichnungen herausgenommen sind, also ein Ausschnitt aus den Darstellungen der Familie bei einer gemeinsamen Tätigkeit abbilden, weisen insgesamt keine größeren Entwicklungsdifferenzen für eine der beiden Kulturen auf. Die Zeichnungen spiegeln jedoch Besonderheiten und Differenzen, die nur in einem Kulturkreis mit großer Häufigkeit vorkommen. So präsentieren sich bei den weiblichen Figuren chilenischer Heranwachsender deutlich mehr Differenzierungen als in der deutschen Vergleichsgruppe. Chilenische Mädchen und Frauen werden zahlreicher mit Wimpern und „frauenspezifischer" Kleidung in Form und Farbe dargestellt, als dies in der Stichprobe aus Deutschland der Fall ist (vgl. Abb. 3 und 4).

Neben der Kleidung indizieren auch die Frisurdarstellungen diesen Aspekt. Frisuren wurden für beide Geschlechter auch von den chilenischen Jungen differenzierter ausgeführt als bei den deutschen Zeichnern, die die Haare häufig nur durch Kritzelgebilde andeuten (vgl. Abb. 5 und 6).

Das heißt, männliche und weibliche Figuren werden in den deutschen Zeichnungen weitaus weniger differenziert. In Anlehnung an Hofstede (s.o.) kann davon ausgegangen werden, dass ein anderes Rollenbild der Frau mit einer stärkeren Betonung femininer Attribute bei den Chilenen zum Tragen kommt. Die stärkere Ausdifferenziertheit zeigt sich auch bei anderen Merkmalen und kann ebenfalls als ein kultur- aber auch bildungsspezifischer Aspekt gesehen werden. Er korreliert mit ästhetischen Vorstellungen über Kinderzeichnungen, insbesondere Schülerzeichnungen einerseits, die dann schön sind, wenn sie detailreich und abbildungsnah ausgeführt sind. Er korreliert aber auch mit konventionellen Vorstellungen über „schöne Frisuren", „schöne Kleidung" etc., die durch geschlechtsspezifische Differenzen in Farben und Formen gekennzeichnet sind, was eng in Zusammenhang mit der geschlechtsspezifischen Sozialisation steht.

Motiv Familie

In der Betrachtung des Motivs Familie zeigen sich kulturelle Unterschiede in der Familiengröße und der Zusammensetzung. In allen Altersstufen ist die Personenzahl der zur Familie gehörigen und gerechneten Mitglieder in Chile auf dem erfassten Datenmaterial höher als in Deutschland. Die durchschnittliche Anzahl von Mitgliedern in chilenischen Familien liegt bei 5,13 Personen, in Deutschland bei 3,72 Personen. Diese Zahlen geben nicht nur die Anzahl der Mitglieder der Kernfamilie wieder, sondern zeigen, dass neben Mutter, Vater und Geschwistern auch Onkel, Tanten, Großeltern, Cousinen/ Cousins, Nichten/ Neffen etc. in chilenischen Familienzeichnungen dargestellt werden. Die Zeichnung der Großfamilie eines 14-jährigen Mädchens aus Chile spiegelt die Auffassung, wer dort alles zur Familie gezählt wird, deutlich wieder (Abb. 7).

Das Beispiel der Familie eines 10-jährigen deutschen Mädchens zeigt sie selbst mit ihren Eltern, eine Kernfamilie (vgl. Abb. 8). Als kleine Überraschung, die interpretationsbedürftig ist, zeigen sich in den deutschen Familiendarstellungen wesentlich mehr Tierdarstellungen, die als Familienmitglieder gezeichnet sind, als in Chile.

Vater und Mutter werden in beiden Untersuchungsländern annähernd gleich häufig dargestellt, die Anzahl der Geschwisterzahl variiert, es gibt mehr Geschwister in Chile.

Deutschland hat im Vergleich zu Chile eine andere Sozialstruktur, die für die unterschiedlichen Familienerfahrungen und ihre Repräsentation in Bildern verantwortlich ist.

Motiv „Familie bei einer gemeinsamen Tätigkeit"

Unter dem Aspekt des Motivs der „Familie bei einer gemeinsamen Tätigkeit" gibt die Wahl der Aktivitäten und der Orte, an dem diese stattfinden, Einblicke in die jeweiligen Familienstrukturen. In den Zeichnungen der Heranwachsenden aus Chile und Deutschland zeigen sich vielfältige familiäre Tätigkeiten, die sich in unterschiedliche Kategorien einteilen lassen. Neben leistungsbezogenen (Sport, Castingshows etc.) oder auf Entspannung ausgerichteten (Spazieren gehen, Urlaub machen etc.) und animie-

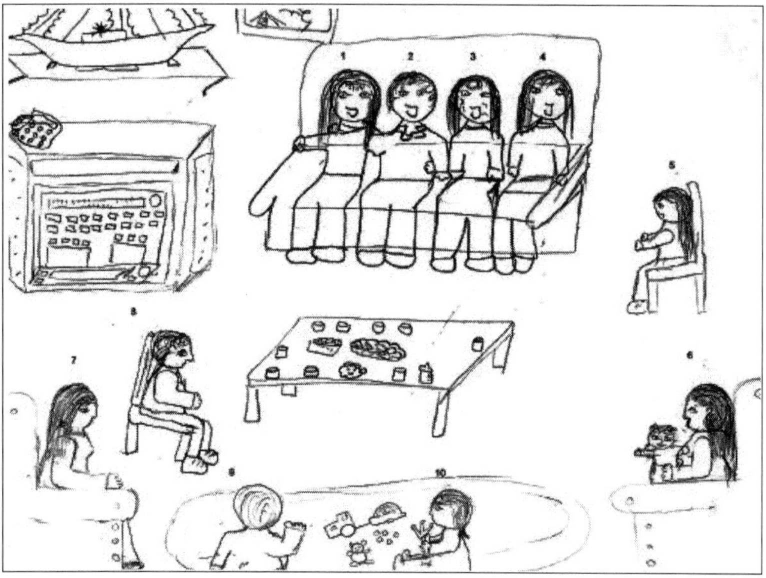

Abbildung 7: Mädchen, Chile, 14 Jahre (1 Mama, 2 Papa, 3 Oma, 4 Ich, 5 Schwester, 6 Schwester mit Nichte, 7 Tante, 8 Opa, 9 Cousin, 10 Cousine)

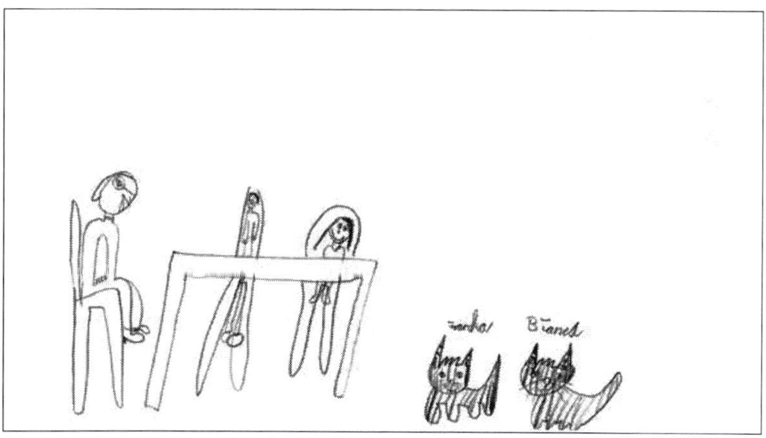

Abbildung 8: Mädchen Deutschland, 10 Jahre (von links nach rechts: Mutter, Vater, Ich, „Franka“ und „Bianca“/ Katzen)

renden Aktivitäten (Besuche im Phantasialand, Disneyworld etc.), werden auch kulturelle, religiöse Feiern (Kirchgänge, Beerdigungen etc.) und häusliche Tätigkeiten (Essen, Waschen, Putzen etc.) gewählt. Abgesehen von Szenen in Innenräumen werden auch solche in Außenbereichen dargestellt. Neben den Zeichnungen dienten auch, wie bereits erwähnt, die verbalen mündlichen und schriftlichen Kommentare der Mädchen und Jungen zu ihren Arbeiten sowie Beobachtungen während Durchführung der Untersuchungsaufgabe dazu, einen Tätigkeitskatalog mit 13 Kategorien für familiäre Aktivitäten in den Zeichnungen zu erstellen. Die jeweilige Häufigkeit des Auftretens wird in der folgenden Grafik ersichtlich (Abb. 9):

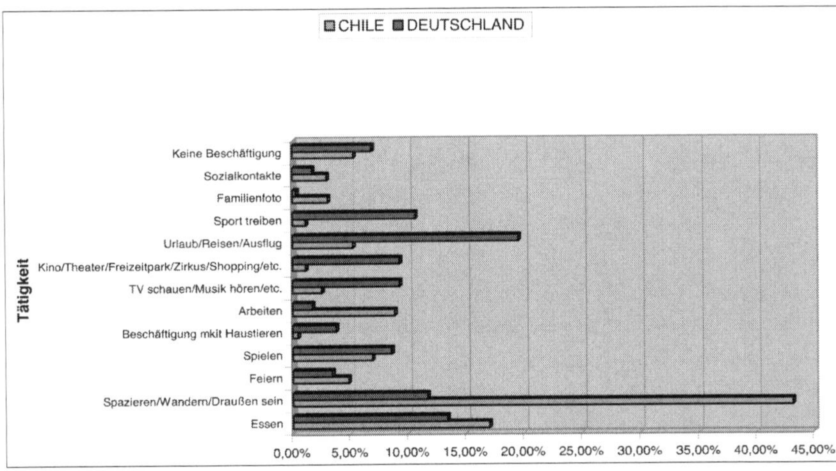

Abbildung 9: Prozentuale Darstellung familiärer Tätigkeiten aus den Familienzeichnungen chilenischer und deutscher Heranwachsender

Aus dieser Darstellung lassen sich jeweilige Schwerpunkte der gemeinsamen familiären Tätigkeit für die beiden Untersuchungsländer ablesen, von denen folgend im Vergleich der dargestellten Tätigkeiten einige prägnante Ergebnisse hinsichtlich kultureller Differenzen aufgezeigt werden. Auffällig häufig mit 43,15% wird die chilenische Familie in der Tätigkeitskategorie

„Spazieren/Wandern/Draußen sein" dargestellt, während diese Kategorie nur zu 11,64% bei den deutschen Heranwachsenden vorkommt. Diese Aktivität mit einem besonders hohen familiären Stellenwert stellt offenbar eine Alternative zu den „verplanten Freizeitaktivitäten" der deutschen Familien dar. Häufiger, mit 19,25%, zeichnen sich deutsche Kinder mit ihrer Familie im Urlaub gegenüber nur 5,52% der chilenischen Vergleichsgruppe. Dabei zeigt sich auch, dass die deutschen Probanden damit überwiegend eine Reise ins Ausland verbinden. Die wenigen Mädchen und Jungen aus Chile, die das Thema „Urlaub/Reisen/Ausflug" gewählt haben, verbinden damit vor allem einen Exkursion in die nähere Umgebung ihres Wohnortes.

Prägnant sind auch die familiären Darstellungen, die in der Kategorie „Arbeiten" einzuordnen sind. Chilenische Kinder stellen im Vergleich zu Deutschen ihre Familie häufig bei der gemeinsamen Umsetzung familiärer Pflichten dar (vgl. Abb. 10). Das gemeinsame Arbeiten, vor allem handwerkliche Tätigkeiten, Arbeiten in Haus und Garten bzw. auf dem Feld werden in deutschen Bildern nur stark vereinzelt thematisiert und nicht als gemeinsame Familientätigkeit dargestellt. Diesen Aktionen wird in Chile mit unterschiedlichen Rollenzuschreibungen im Sinne einer gemeinsamen Tätigkeit von der ganzen Familie nachgegangen, was nach Trommsdorff (2009) einer kollektivistisch orientierten Kultur entspricht, in der alle Familienmitglieder ihre entsprechenden soziale Rolle und Pflicht erfüllen.

Kulturelle Tätigkeiten werden wesentlich mehr von deutschen Heranwachsenden (9,25%) als von chilenischen (1,15%) gewählt, das gilt auch für mediale Beschäftigungen (9,25% gegenüber 2,53%) und sportliche Aktivitäten (10,62% gegenüber 1,15%). In allen drei Kategorien überwiegt der Bildanteil mit mehr als 6,5% im Vergleich zu den chilenischen Familienaktivitäten. Bei diesen Kategorien wird angenommen, dass die Angebote im Freizeitbereich für Kultur und Sport in der untersuchten chilenischen Region der Atacama-Wüste wesentlich geringer sind als im Untersuchungsgebiet in Deutschland. Auch die Versorgung mit audiovisuellen Medien, die maßgeblich Tätigkeiten wie Computerspiele, Musik hören oder TV sehen prägen, sind in den Familien der Wüstenregionen

Chiles weniger vorhanden als in den ländlichen Bereichen Deutschlands. Eine stärkere Favorisierung solcher Tätigkeiten hat deshalb m. E. weniger mit geringeren kulturbedingten Interessen, als mit wirtschaftlichen Voraussetzungen zu tun.

Sowohl in der deutschen als auch in der chilenischen Stichprobe zeigen sich Begegnung von Familienmitgliedern in Alltagssituationen wie beim Essen, die Anzahl der chilenischen Zeichnungen überwiegt hierbei jedoch mit insgesamt 17,12% um 3,78% im Vergleich zu den deutschen Darstellungen und präsentiert einen Unterschied in der Rollenzuschreibung von Müttern, die zwischen den Kulturen variiert, was folgende Bildbespiele exemplarisch belegen (Abb. 11 und 12):

Während in der deutschen Familienbegegnung beim Essen alle gemeinsam am Tisch sitzen, bereitet in der chilenischen Zeichnung die Mutter das Essen noch zu, unterdessen der Rest der Familie bereits beisammen sitzt. In diesem Darstellungsverhalten chilenischer und deutscher Heranwachsender lassen sich unterschiedliche Auffassungen über die Funktion und Bedeutung der Mutterrolle feststellen. Diese ist in der chilenischen Kultur stärker von traditionellen Vorstellungen als in Deutschland geprägt.

Auch in der differenzierten Betrachtung der Kategorie „Feiern“, lassen sich über den quantitativen Unterschied hinaus auch kulturelle Unterschiede in den Familienbegegnungen aufzeigen. Neben der Darstellung von Geburtstagen, Weihnachten, etc., die in beiden Ländern erkennbar sind, präsentieren sich in den chilenischen Zeichnungen auch religiöse Feste, z.B. Beerdigungsszenen, während hingegen in Deutschland Siegerehrungen nach Talentshows, o.ä. thematisiert werden. Kirchgänge, Trauerfeiern o.ä. wurden von der deutschen Stichprobe nicht dargestellt.

Beide Untersuchungsgruppen stellen mit nur einer geringen Differenz (1,66%) in der prozentualen Vorkommenshäufigkeit die Familie in Spielsituationen dar. Auffällig unterschiedlich sind jedoch die gewählten Spielarten, die im Ländervergleich deutliche Unterschiede aufweisen. In deutschen Familien ist die Spielkultur u.a. durch Gesellschaftsspiele oder Bewegungsspiele mit Wettkampfcharakter bestimmt.

In den chilenischen Zeichnungen finden sich keine Darstellungen solcher, ihre Spiele sind vor allem durch Geschicklichkeit und Bewegung wie Fangen, Ballspielen, Jonglieren, etc. charakterisiert. Spielen und Spiele sind kulturell geprägt und enthalten pädagogische, ästhetische und kreative Dimensionen. Daraus lassen sich die Unterschiede der gewählten Spielformen für die Untersuchungsländer erklären. Bei den deutschen Kindern sind die Spiele durch solche bestimmt, in denen Regelhaftigkeit im Verhalten maßgeblich ist, während bei den chilenischen Probanden eine stärkere Tendenz zu erkennen ist, Spiele ohne Leistungsorientierung, wo der Zufall neben der Regel eine besondere Bedeutung hat, darzustellen.

Motiv Umgebung

Die Untersuchungsaufgabe enthält in ihrer Komplexität auch die Möglichkeit, neben den Familienmitgliedern in Aktion die verbleibende Zeichenfläche gestaltend mit einzubeziehen. Da das viele Kinder genutzt haben, kann die Umgebung als ein zusätzliches Motiv angesehen werden. Demnach lassen sich familiäre Freizeitaktivitäten nicht nur nach den Inhalten, sondern auch nach den Orten, an denen sie stattfinden, differenzieren. Auswertungen hierzu ergeben Parallelen und kulturspezifische Unterschiede. So finden in den deutschen Familiendarstellungen gemeinsame Freizeitaktivitäten weniger im direkten häuslichen Umfeld statt und zeigen weitaus mehr institutionalisierte Aktivitäten. Chilenische Kinder stellen sich und ihre Familie häufiger im Freien dar, ein Indiz für den verstärkten Aufenthalt in Außenräumen aufgrund klimatischer Bedingungen, bei weitaus weniger „spektakulären" und „leistungsbezogenen" Tätigkeiten.

Untersucht wurden neben der Bild- und Flächenorganisation (Motiv Raum) auch Motive wie Landschaft und Natur, vor allem Bäume, Häuser und Sonnen. Dabei zeigten sich neben geografischen und klimatischen Voraussetzungen auch kulturelle Gegebenheiten. Die symbolische Bedeutung der Sonne ist in einem Land wie Chile mit großen Anteilen von Wüstengegenden natürlich eine andere als bei deutschen Kindern in Mitteleuropa.

Die hier sichtbaren exemplarischen Sonnendarstellungen der chilenischen Heranwachsenden (vgl. Abb. 13) weisen eine breite Vielfalt an Darstellungsformen auf, deutsche Kinder hingegen gestalten die Sonnen wesentlich schematischer, entweder als Segment in einer der oberen Bildecken, oder mittig mit Strahlen, die als Linien dargestellt werden, vorwiegend in der Altersgruppe der 8–9jährigen werden sie auch mit „lachenden" stereotypen Gesichtern eingezeichnet (vgl. Abb. 14). Die Darstellungen der chilenischen Zeichnungen, häufig als Segment zwischen zwei Bergen, entsprechen ihrer Erfahrung von Sonnenauf- und Untergängen mit den Bergen der Andenkette im Hintergrund. Ihre Sonnen haben neben dem inneren Kern noch einen darum liegenden Ring, von dem Sonnenstrahlen zackenartig, ähnlich wie bei Sterndarstellungen, ausgehen.

Insgesamt werden von den chilenischen Kindern mehr unmittelbare Naturelemente wie Berge (Anden), Bäume etc. eingezeichnet, während die deutschen Heranwachsenden ihr Bild weniger mit Elementen der unmittelbaren Umgebung ausschmücken, sondern ihr Arbeiten verstärkt auf die Darstellung der gemeinsamen familiären Aktion reduzieren.

Fazit und Ausblick

Aufgrund von zunehmenden Globalisierungstendenzen (s.o.) kommt es auch in therapeutischen Zusammenhängen zu immer mehr interkulturellen Überschneidungssituationen. Menschen aus kulturell unterschiedlichen Kontexten kommen in Kontakt miteinander. Diese interkulturellen Interaktionen sind jedoch nicht immer von gegenseitigem Verständnis geprägt, sondern in und mit ihnen entstehen nicht selten Schwierigkeiten und Konflikte. Therapeuten sind mit Wert- und Lebenshaltungen konfrontiert, die deutlich von den eigenen abweichen oder diesen mehr oder weniger widersprechen. Um sich in diesen Situationen angemessen verhalten zu können und sie positiv zu gestalten, bedarf es einer häufig in Zusammenhang mit beratenden und therapeutischen Arbeitsfeldern diskutierten *„interkulturellen Kompetenz"* (vgl. z.B. Hegemann 2001). Zur Förderung einer solchen Sachverständigkeit haben sich sogenannte multidimensionale

Ansätze bewährt, die unterschiedliche Lebenszusammenhänge zu beleuchten vermögen und die Vielfältigkeit unter Berücksichtigung des eigenen und fremden Wissens, Wahrnehmens und Handelns synergetisch nutzen. Interkulturelle Kompetenz bedeutet in diesem Zusammenhang demnach nicht nur den Einbezug der fremden Kultur, sondern vielmehr die Fähigkeit, die besondere Situation von Individuen und Familien kontextbezogen zu verstehen und entsprechende fallspezifische Handlungsweisen daraus abzuleiten. Ein bloßes Hintergrundwissen über die Andersartigkeit von Menschen anderer Kulturen ist zwar hilfreich, birgt jedoch auch immer das Risiko der Stereotypisierung (Hofstede 1993). Bezogen auf die Ergebnisse der vorab skizzierten Untersuchung (Müller 2012) lassen sich unterschiedliche familiäre Lebenswirklichkeiten und spezifische Rollenverständnisse ablesen, die in Diagnostik und Therapie zu einem vertiefenden Verständnis der kulturellen Bedingtheit kindlichen Handelns und Kommunikation beitragen können. Mittels der themenspezifischen Zeichnungen konnten Ergebnisse über Familienstrukturen in zwei unterschiedlichen Ländern (Chile und Deutschland), wie sie von den Heranwachsenden erlebt werden, analysiert werden. Über Differenz- und Ähnlichkeitsthesen konnte in quantitativen und auch hermeneutischen Verfahren ein breites Spektrum an Unterschieden in den untersuchten Merkmalen zwischen der deutschen und der chilenischen Probandengruppe feststellt werden. Die Resultate belegen, dass sich in unterschiedlichen Faktoren der Kinderzeichnung Kulturspezifika in folgenden Bereichen zeigen:

- In Motivstrukturen z.B. durch genderspezifische Merkmale bei den Menschdarstellungen.
- In der Auswahl, der Zu- und Anordnung der Familienmitglieder auf der Bildfläche (hier lassen sich Differenzen in den Beziehungsstrukturen aufweisen, die auch in den Interaktionsstrukturen durch die Art der gemeinsamen Freizeitaktivitäten und der Zuordnung von Familienangehörigen untereinander sichtbar werden).
- In zusätzlichen Bildmotiven, die zur Gestaltung der Bildfläche verwendet werden.

Damit wurde aber nicht nur vorhandenes Wissen über die Kulturunterschiede zwischen Deutschland und Chile lediglich bestätigt, sondern auch gezeigt, dass kulturelle Angleichungen zum Teil nur oberflächlich vorhanden sind. Manche kulturellen Vorstellungen haben eine tiefe historische, religiöse und traditionelle Verwurzelung und werden in der Sozialisation trotz der Globalisierung unserer Welt weiter vermittelt. Diese Verwurzelung wird in den Familienzeichnungen der Probandengruppen deutlich, insbesondere bei den chilenischen Heranwachsenden.

Vom Erkenntnisstand der vorliegenden Untersuchung aus sind Weiterentwicklungen und Vertiefungen denkbar, deren Ergebnisse zu einem erweiterten Verständnis eines Kunsttherapeuten für Patienten mit unterschiedlichem kulturellen Hintergrund führen könnten. Differenzierte kulturspezifische Validitätsprüfungen müssten vorgenommen werden, um aus heutiger Sicht von universellen oder kulturspezifischen Merkmalen sprechen zu können. Dabei gilt jedoch zu beachten, dass nach dem Zeitraum der Erhebungen die gesellschaftlichen Veränderungen und das familiäre Miteinander sich bereits weiter verändert haben, sodass heute schon andere Ergebnisse existieren, als dies zum Erhebungszeitpunkt der Fall war. Vor allem biografische Bezüge z.B. durch Interviews und Fragebögen könnten zusätzliche Erklärungen und Interpretationen von kulturellen Unterschieden zeigen und die Probanden dadurch stärker als Individuen in den Forschungsprozess einbezogen werden.

Literatur

Abegg, W. (1973): Der Familientest. Kinder zeichnen ihre Familie. Zürich: Classen.

Altmayer, C. (1997). Gibt es eine Literaturwissenschaft des Faches Deutsch als Fremdsprache? Ein Beitrag zur Strukturdebatte. Deutsch als Fremdsprache 34 (4), 198–203.

Barmeyer, C. (2000): Interkulturelles Management und Lernstile. Studierende und Führungskräfte in Frankreich, Deutschland und Quebec. Frankfurt am Main: Campus Verlag.

Bolten, J. (2003): Grenzen der Ganzheitlichkeit. Konzeptionelle und bildungsorganisatorische Überlegungen zum Thema „Interkulturelle Kompetenz". Erwägen, Wissen, Ethik 14 (1), 156–158.

Brem-Gräser, L. (1970): Familie in Tieren. Die Familiensituation im Spiegel der Kinderzeichnung. München: Reinhardt.

Demorgon, J. (1996): Complexités des cultures et de l'interculturel. Paris: Economica.

Dold, P. (1989): Sceno-Familientherapie. München: Ernst Reinhardt Verlag.

Hegemann, T. (2001): Interkulturelles Lernen. Ein multidimensionaler Ansatz zum Erwerb interkultureller Kompetenzen. In: Hegemann, T./Salman, R. (Hrsg.): Transkulturelle Psychiatrie – Konzepte für die Arbeit mit Menschen aus anderen Kulturen. Bonn: Psychiatrie Verlag.

Hinkel, H. (2000): Analysemodell zur Interpretation von Kinder- und Jugendzeichnungen. Kunst und Unterricht 246/247, 62–66.

Howells, J.G./Lickorisch, J.R. (1975): Familien-Beziehungs-Test. München/Basel: Ernst Reinhardt Verlag.

Hinkel, H. (2000): Analysemodell zur Interpretation von Kinder- und Jugendzeichnungen. Kunst und Unterricht 246/247, 62–66.

Hofstede, G. (2001): Culture's Consequences – Comparing Values, Behaviors, Institutions and Organizations Across Nations, London/Neu Delhi/Thousand Oaks: Sage Publications.

Hofstede, G. (1996): Riding the Waves of Commerce: A Test of Trompenaars Modell of National Culture Differences. International Journal of Intercultural Relations 2, 189–198.

Hofstede, G. (1993): Interkulturelle Zusammenarbeit. Kulturen – Organisationen – Management. Wiesbaden: Gabler.

Hurrelmann, K./Bründel, H. (2003): Einführung in die Kindheitsforschung. Weinheim/Basel: Beltz Verlag.

Iten, A. (1980): Die Sonnenfamilie. Ein Familienbeziehungstest im Spiegel von Kinderzeichnungen. Oberwil: Kugler Verlag.

Keller, E. von (1982): Management in fremden Kulturen. Ziele, Ergebnisse und methodische Probleme der kulturvergleichenden Managementforschung. Bern/Stuttgart: Haupt.

Langer, S. K. (1984): Philosophie auf neuem Wege. Das Symbol im Denken, im Ritus und in der Kunst. Frankfurt am Main: Fischer Taschenbuch.

Mollenhauer, K. (1997): Methoden erziehungswissenschaftlicher Bildinterpretation. In: Friebertshäuser, B./Prengel, A. (Hrsg.): Handbuch Qualitative Forschungsmethoden in der Erziehungswissenschaft. Weinheim/München: Juventa, 247-264.

Mayekiso, T. (1986): Symbolic Representation and Living Conditions. An analysis of drawings of African children in South Africa. Berlin: Free University.

Müller, R. (2012): Die Kinderzeichnung als kulturell geprägte Ausdrucksform. Familiendarstellungen von 8–14jährigen Heranwachsenden aus Chile und Deutschland. Regensburg: Roderer.

Müller, R. (2010): Die Kinderzeichnung als Untersuchungsinstrument in der interkulturell vergleichenden Familienforschung. In: Kirchner, C./Kirschenmann, J./Miller, M. (Hrsg): Kinderzeichnung und jugendkultureller Ausdruck. Forschungsstand – Forschungsperspektiven. München: kopaed, 405–420.

Müller, R. (2000): Kinderzeichnungen interkulturell. Kunst und Unterricht 246/247, 60-65.

Müller, R. (1998): Die Familiendarstellung in der Kinderzeichnung im interkulturellen Vergleich. Arbeiten von 4-12-jährigen Kindern aus Chile und Deutschland. Köln: o. V. [Diplomarbeit, unveröffentlicht].

Müssig, R. (1991): Familien-Selbst-Bilder. Gestaltende Verfahren in der Paar- und Familientherapie. München/Basel: Reinhardt.

Neuß, N. (1999): Methoden und Perspektiven einer qualitativen Kinderzeichnungsforschung. In: Maset, P. (Hg.): Pädagogische und psychologische Aspekte der Medienästhetik. Opladen: Leske und Budrich.

Richter, H.-G. (1987): Die Kinderzeichnung. Entwicklung, Interpretation, Ästhetik. Düsseldorf: Cornelsen.

Richter, H.-G. (Hg.) (2001): Kinderzeichnung interkulturell. Zur vergleichenden Erforschung der Bildnerei von Heranwachsenden aus verschiedenen Kulturen. Münster/Hamburg/Berlin/London: Lit. Verlag.

Row, Y. (1988): Grundmerkmale der Kinderzeichnung. Eine vergleichende Untersuchung von Kinderzeichnungen koreanischer und deutscher Kinder bis zum 12. Lebensjahr. Gießen: Justus Liebig Universität.

Schetty, S. A. (1974): Kinderzeichnungen. Eine entwicklungspsychologische Untersuchung. Zürich: Juris Druck und Verlag.

Trommsdorff, G. (2009): A social change and a human development perspective on the value of children. In: Bekman, S./Aksu-Koc, A. (Hrsg.): Perspectives on human development, family and culture. Cambridge: Cambridge University Press, 86–107.

Trommsdorff, G. (1995): Sozialisation und Entwicklung von Kindern und Jugendlichen aus kulturvergleichender Sicht. In: Trommsdorff, G. (Hg.), Kindheit und Jugend in verschiedenen Kulturen: Entwicklung und Sozialisation in kulturvergleichender Sicht. Weinheim: Juventa.

Wagner, M./Franzmann, G. (2000): Die Pluralisierung der Lebensformen. Zeitschrift für Bevölkerungswissenschaften Jg. 25, 151–173.

Wichelhaus, B. (1989): Die Kinderzeichnung eine nonverbale Artikulationsform – Ursprung und Genese. In: Schuster, M./Woschek, B. P. (Hrsg.): Nonverbale Kommunikation durch Bilder. Stuttgart: Verlag für Angewandte Psychologie, 197–214.

Widlöcher, D. (1995): Was einen Kinderzeichnung verrät. Frankfurt: Fischer.

Wolter, H. (2007): Kinderzeichnungen. Empirische Forschungen und Interkulturalität unter besonderer Berücksichtigung von Ghana. Paderborn. <http://ubdata.uni-paderborn.de/ediss/04/2007/wolter/disserta.pdf.> (03.02.2010, 11:37). [Dissertation]

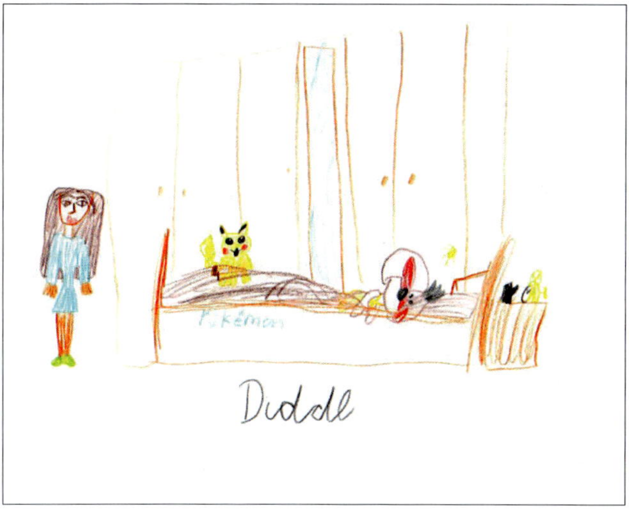

Abb. 1

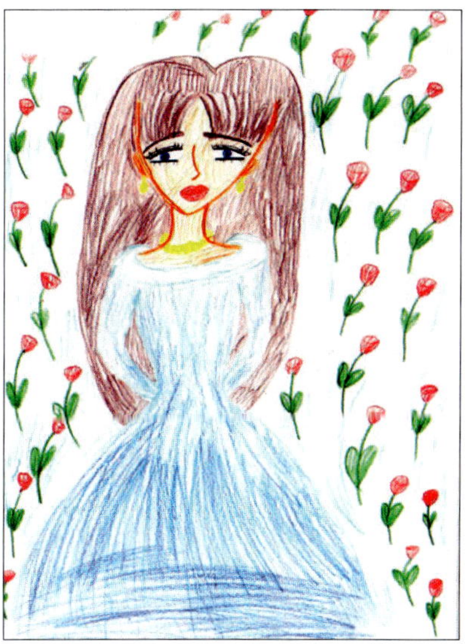

Abb. 2

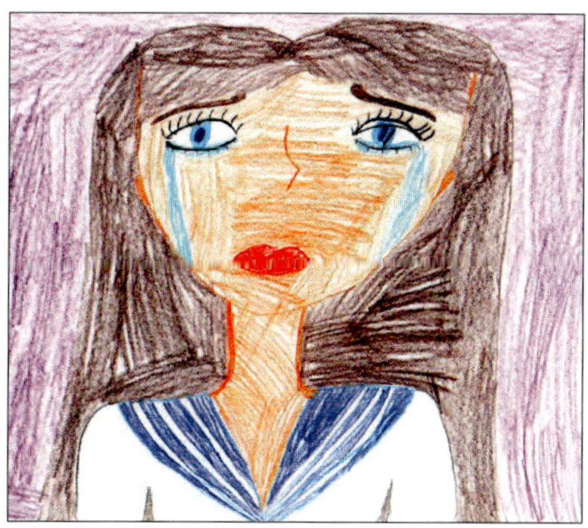

Abb. 3 (Bildausschnitt)

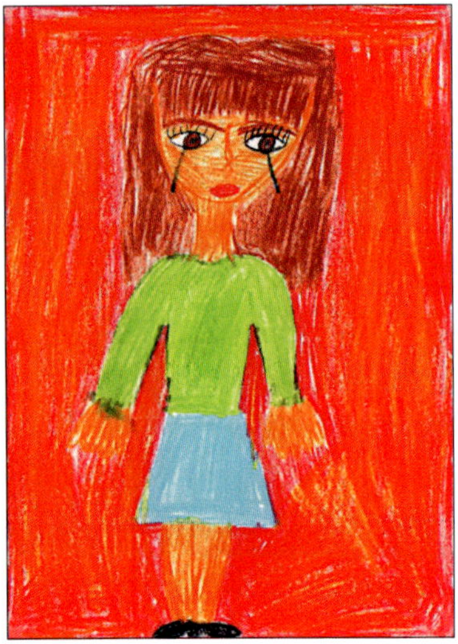

Abb. 4

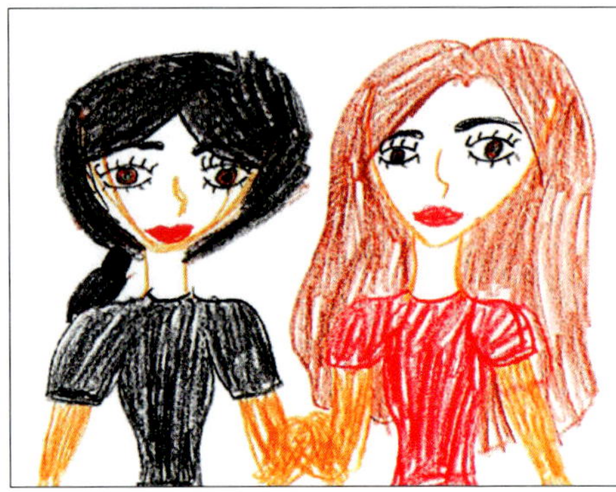

Abb. 5 (Bildausschnitt)

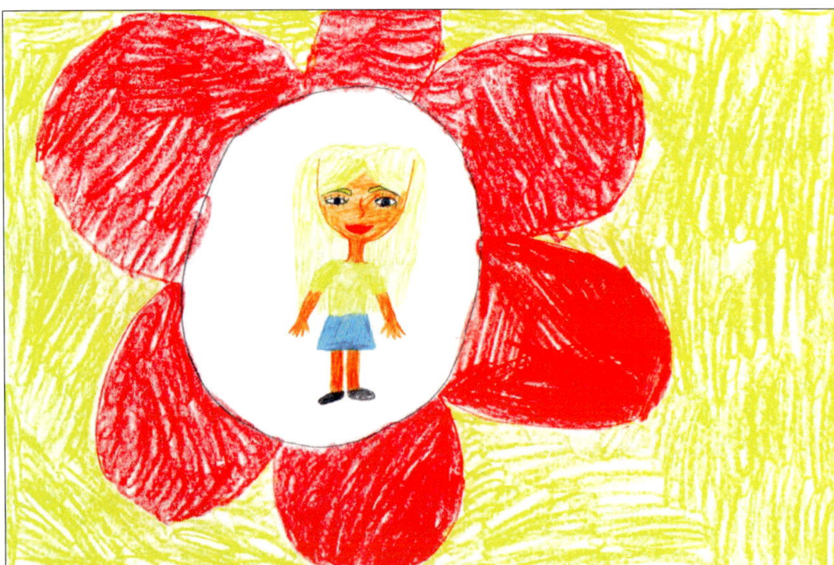

Abb. 6

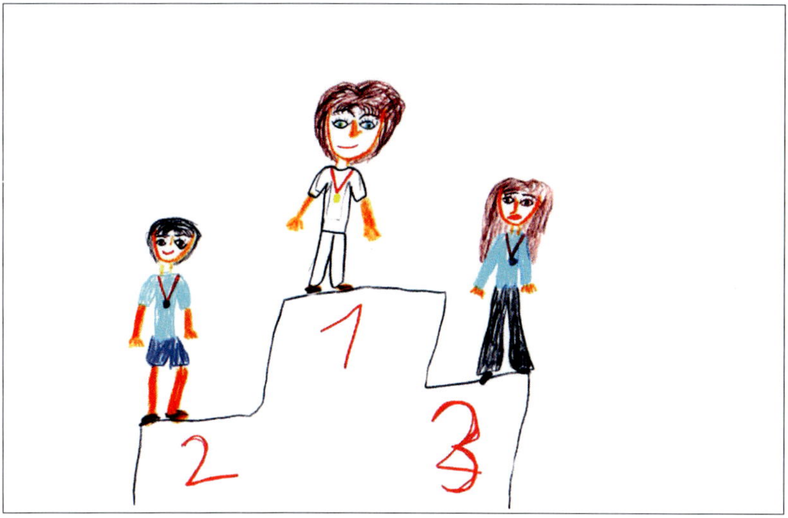

Abb. 7

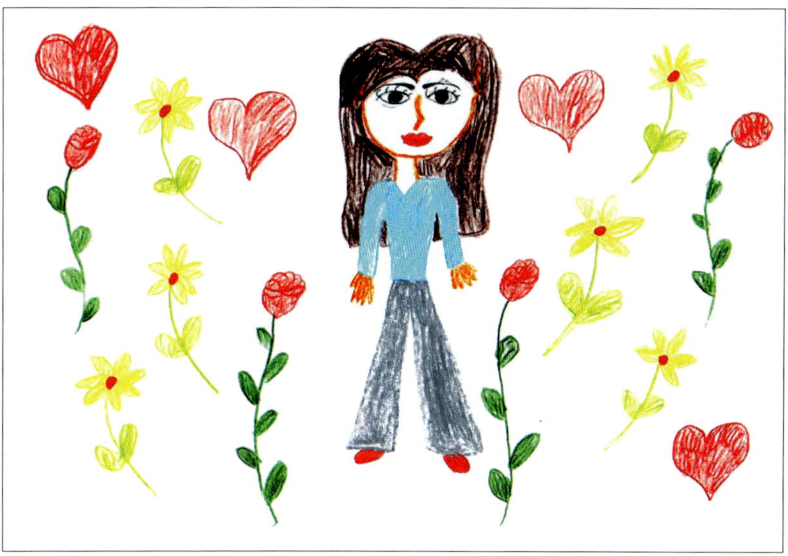

Abb. 8

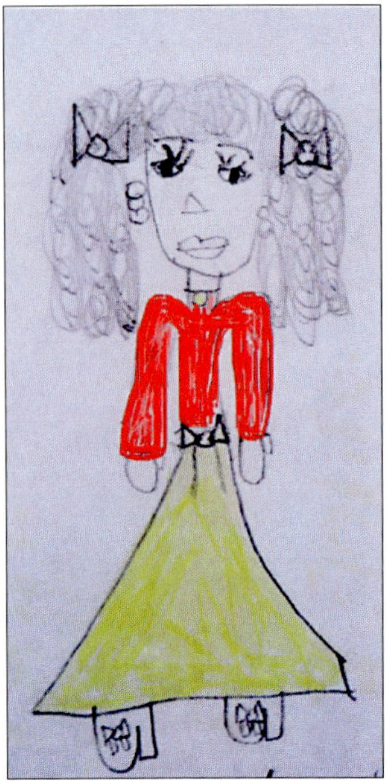

Abb. 3, Mädchen, Chile, 8 Jahre

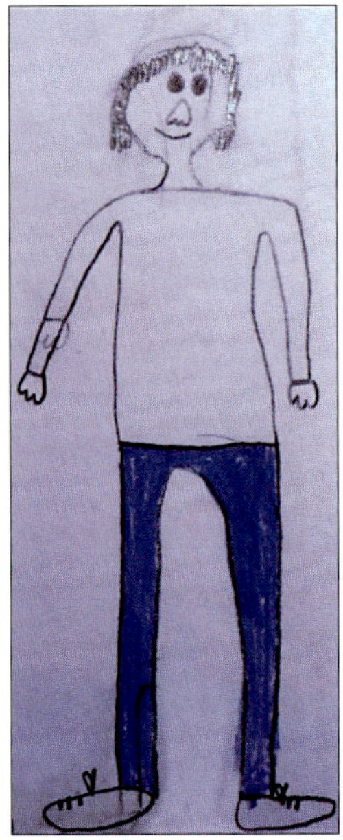

Abb. 4, Mädchen, Deutschland, 8 Jahre

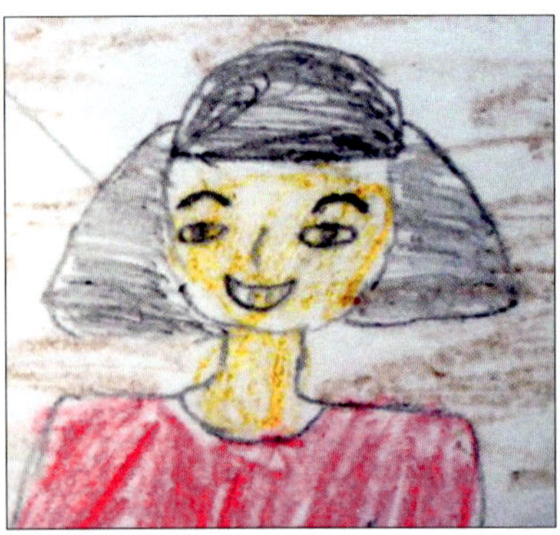

Abb. 5, Mädchen, Chile, 8 Jahre

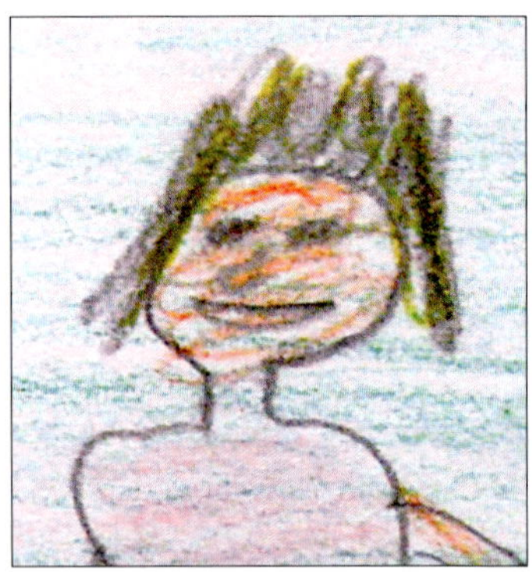

Abb. 6, Mädchen, Deutschland, 8 Jahre

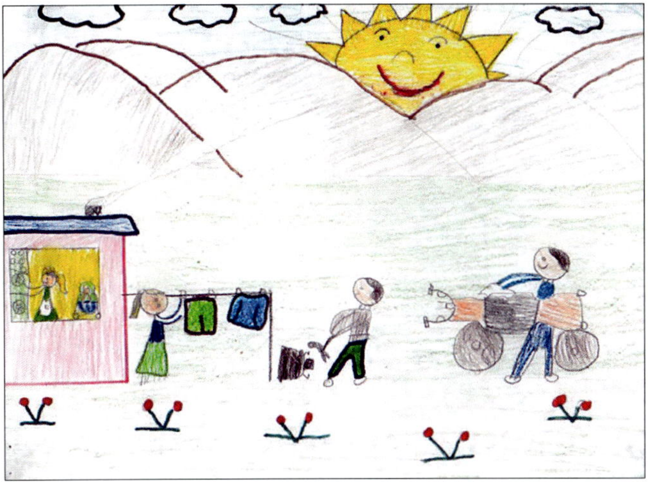

Abb. 10, Mädchen, Chile, 10 Jahre („Mutter mit Baby im Haus, ich beim Wäscheaufhängen, mein Bruder und Papa").

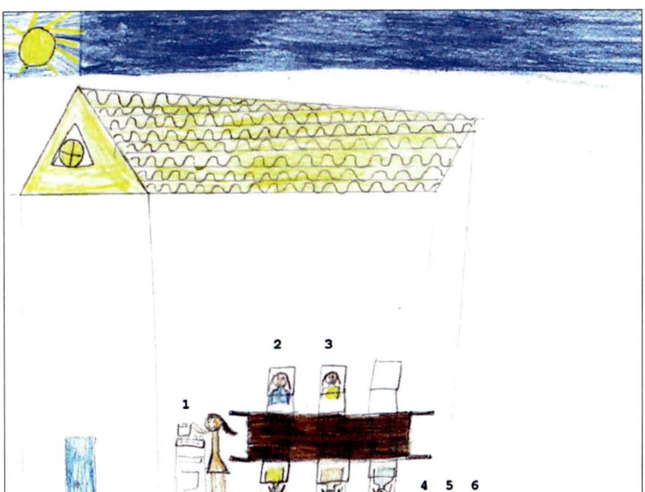

Abb. 11, „Wir essen zusammen". Mädchen, Chile, 9 Jahre (1 Mutter, 2 Ich, 3 Bruder, 4 Vater, 5 Oma, 6 Tante).

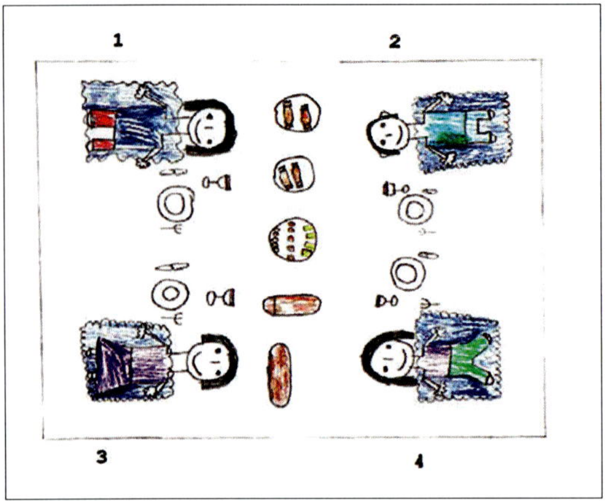

Abb. 12, „Wir essen“. Mädchen, Deutschland, 12 Jahre (1 Mutter, 2 Vater, 3 Ich, 4 Schwester).

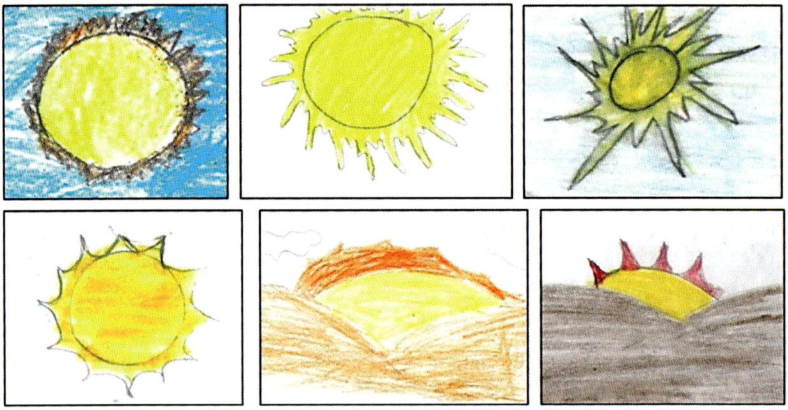

Abb. 13, Exemplarische Beispiele für Sonnendarstellungen chilenischer Kinder.

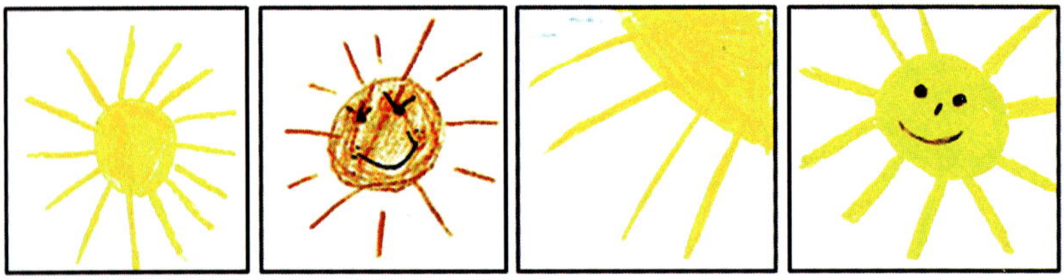

Abb. 14, Exemplarische Beispiele für Sonnendarstellungen aus der deutschen Probandengruppe.

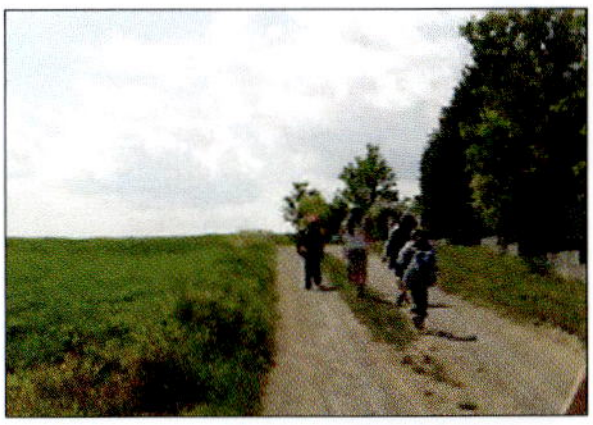
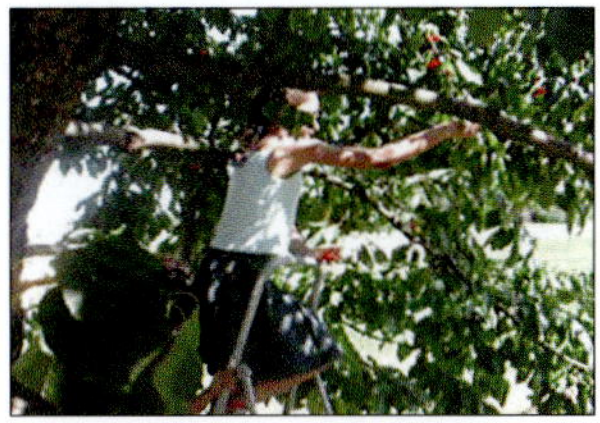
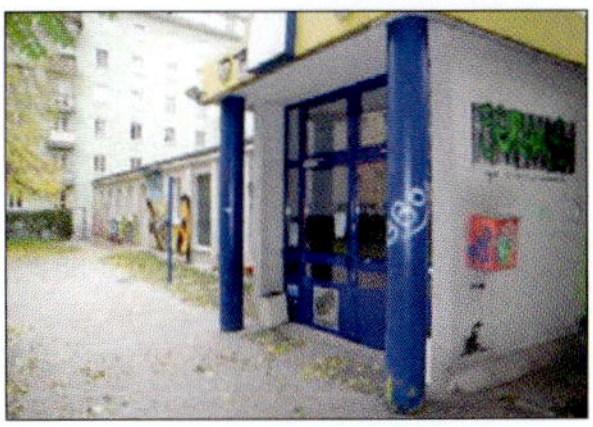
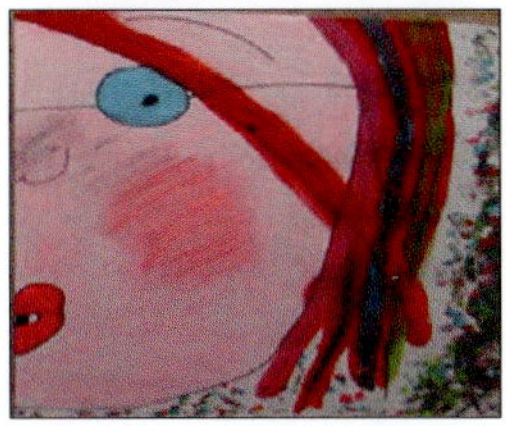

Abb. 1: Jugendzentrum

Abb. 2

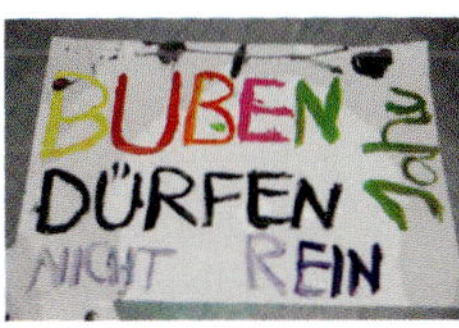

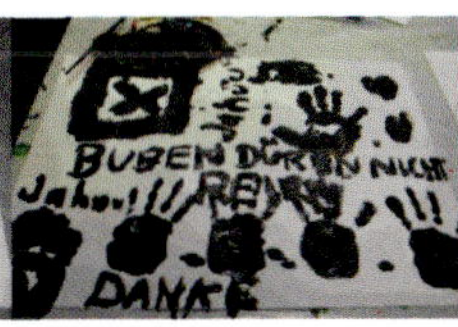

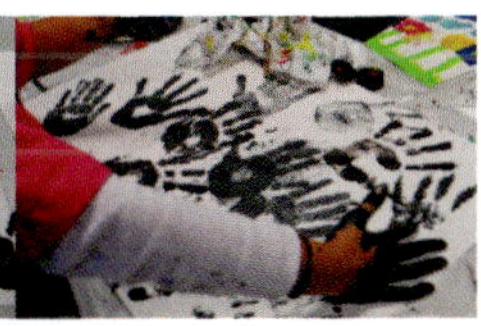

Abb. 3: „Buben dürfen nicht

Abb. 4: „Buben dürfen nicht

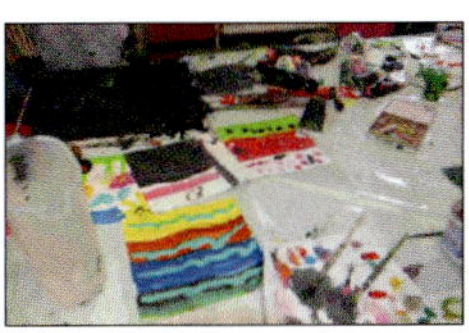
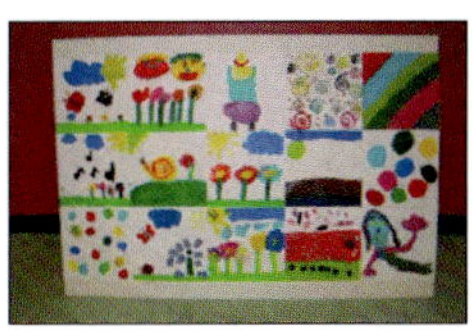

Abb. 5: Gruppenkunstwerk

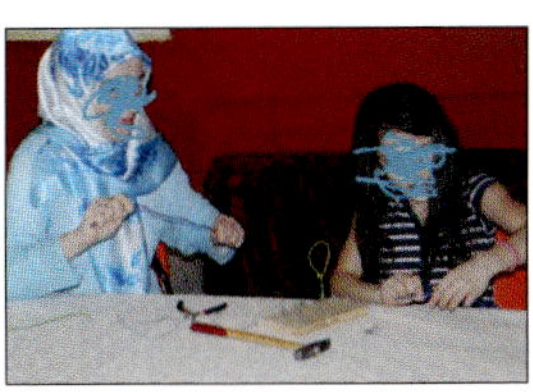
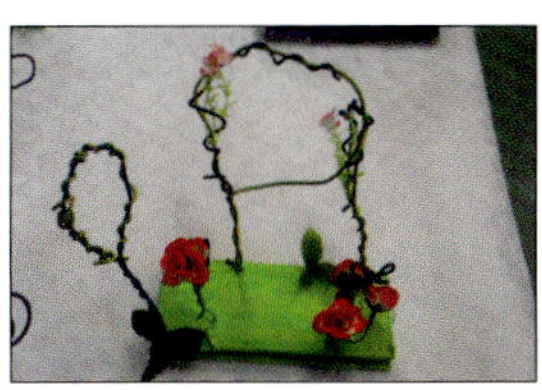

Abb. 6: Mütter-Töchter-Tag

Abb. 7: „Frühling“

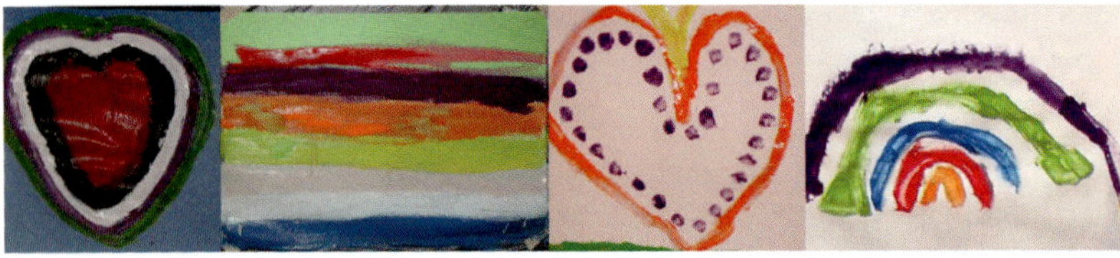

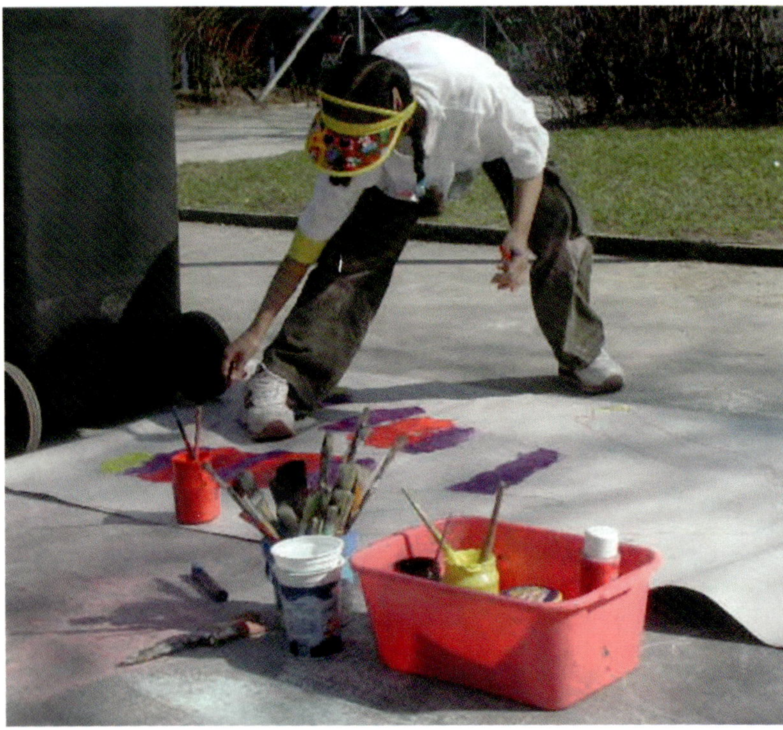

Abb. 8: Ganzkörperumriss im Garten

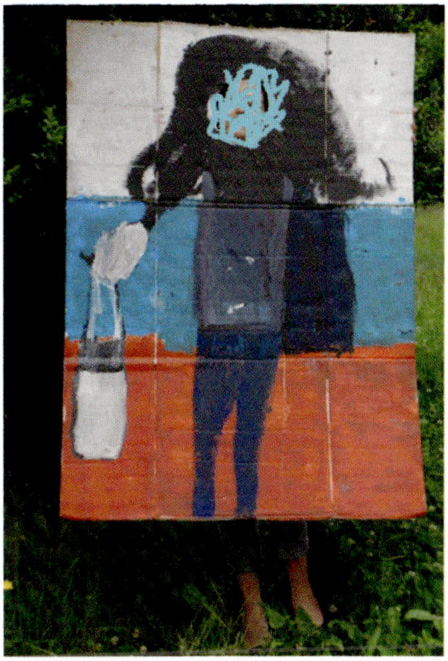

Abb. 9: Modedesignerin

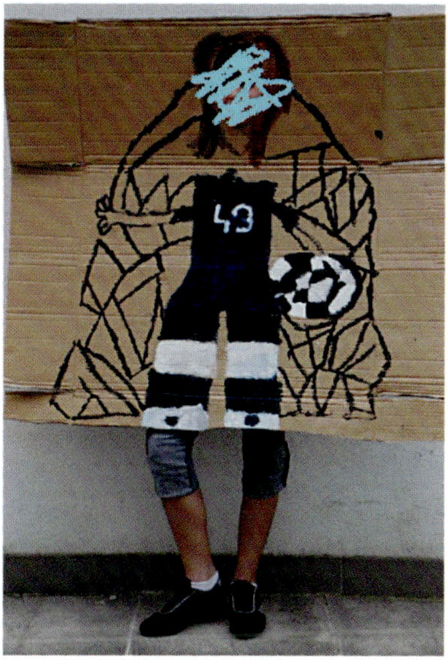

Abb. 10: Fußballerin

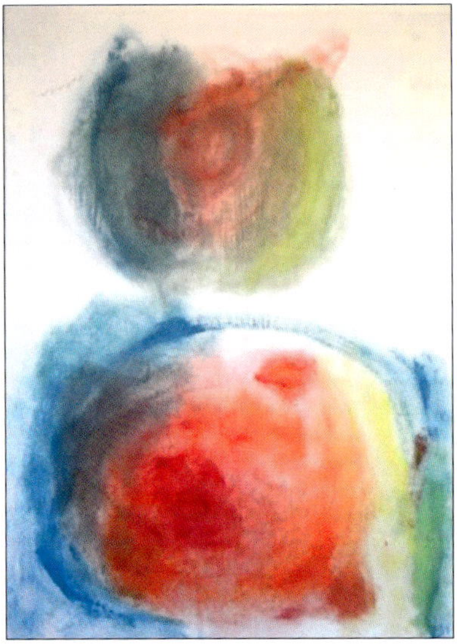

Abb. 2, Die Wiederentdeckung der Farben in Partnerarbeit. (© stART international e.V.)

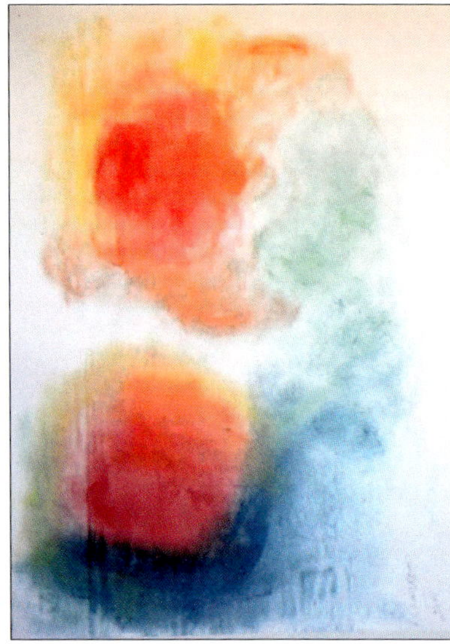

Abb. 3, Die gleiche Übung wie auf Abb. 2, hier mit dem Versuch durch das Blau eine Verbindung zwischen den beiden Bildteilen zu schaffen. (© stART international e.V.)

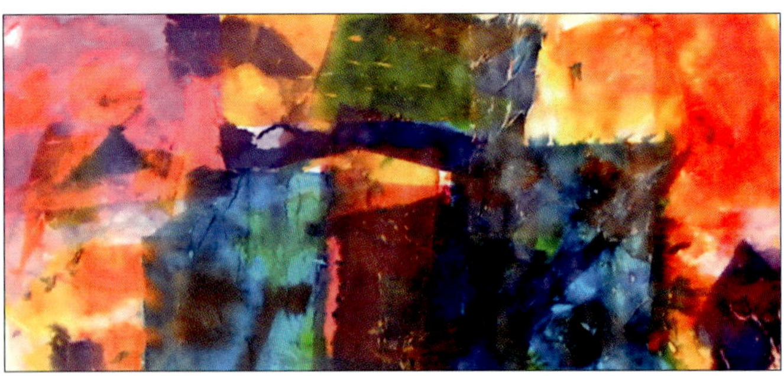

Abb. 4, Collage mit farbigem Seidenpapier und Tapetenkleister. Das Ergebnis eines harmonischen Prozesses in der Partnerarbeit ist eine homogene Gestaltung. (© stART international e.V.)

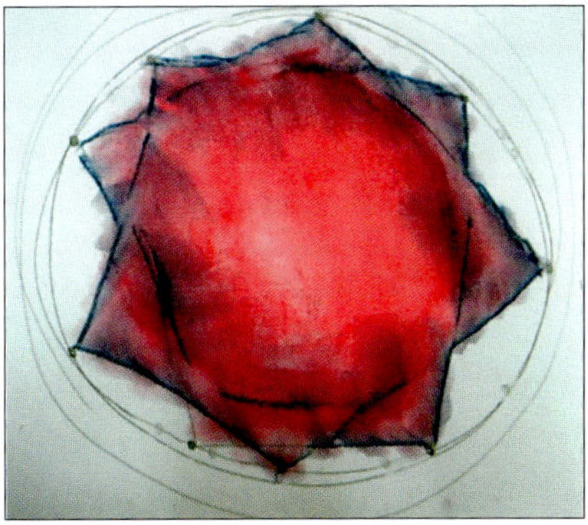

Abb. 7, Stern mit acht Zacken, ein Grundelement der islamischen Kunst – hier thematisiert im Rahmen der Freihandgeometrie. (© stART international e.V.)

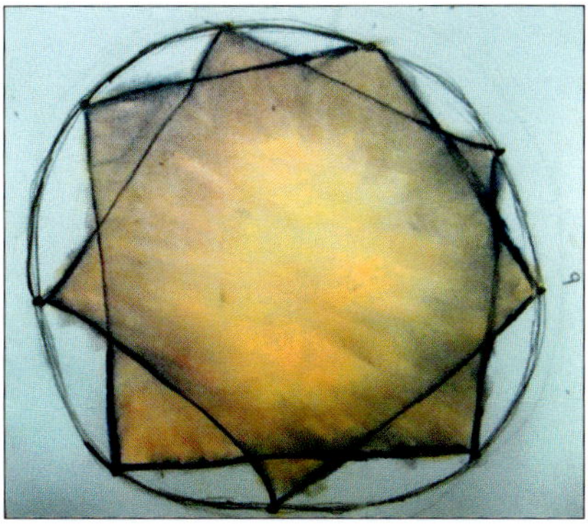

Abb. 8, Stern mit neun Zacken, dessen Konstruktion ein grundlegend anderes Erleben vermittelt, als der des Achtersternes. Anhand der Unterschiede wird das jeweilige Charakteristikum der geraden und ungeraden Zahlen beleuchtet. (© stART international e.V.)

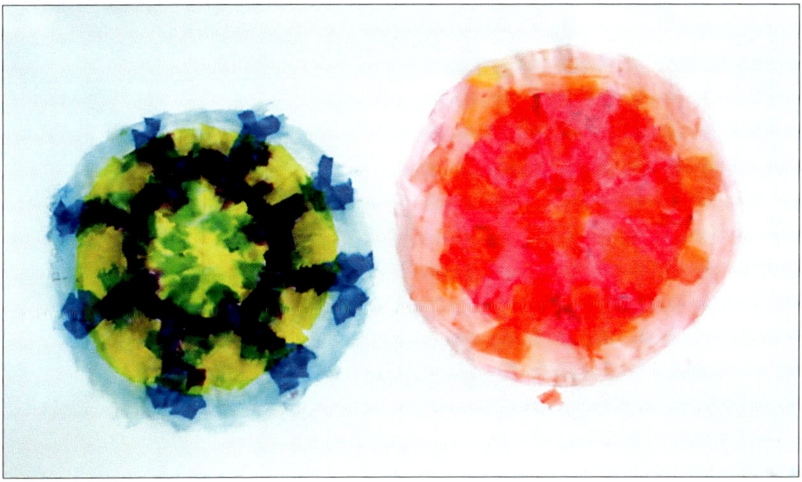

Abb. 11, Die Begrenzung auf warme oder kalte Farben ist bei dem Hunger auf Farben überhaupt nicht einfach. (© stART international e.V.)

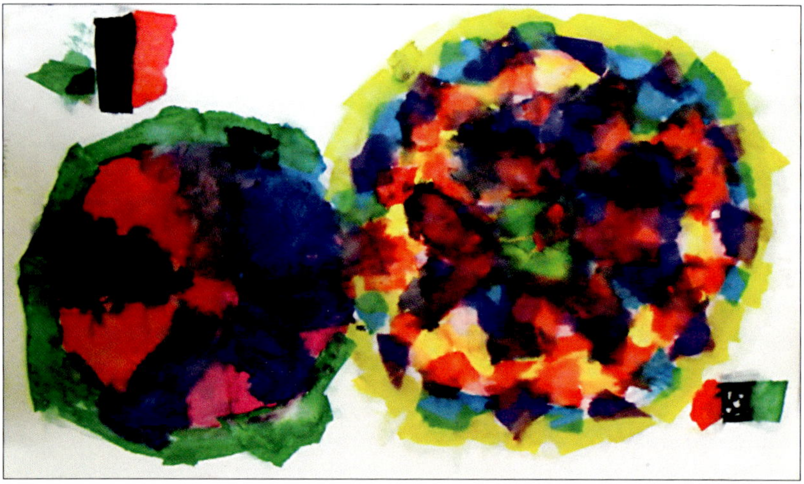

Abb. 12, Der Umgang mit einem weniger autoritären Unterrichtsstil muss erst gelernt werden. In den Ecken des Blattes die allgegenwärtige libysche Flagge. (© stART international e.V.)

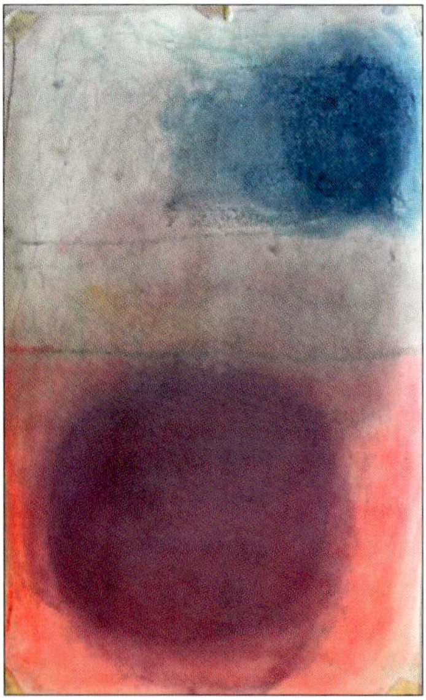

Abb. 13, Großformatiges „Friedensbild" in kühlen Pastellfarben. (© stART international e.V.)

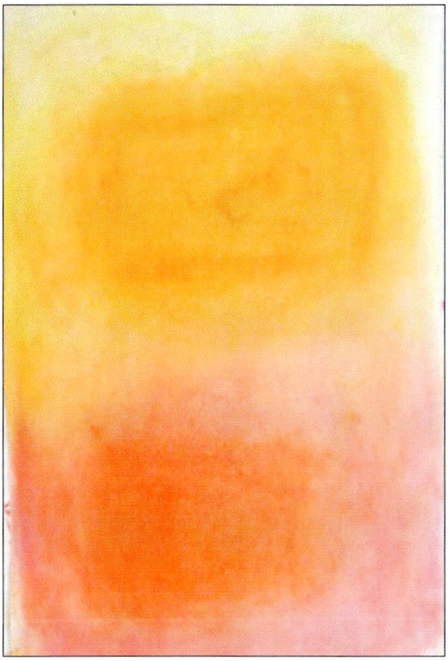

Abb. 14, Großformatiges „Friedensbild“ in strahlenden warmen Farben. (© stART international e.V.)

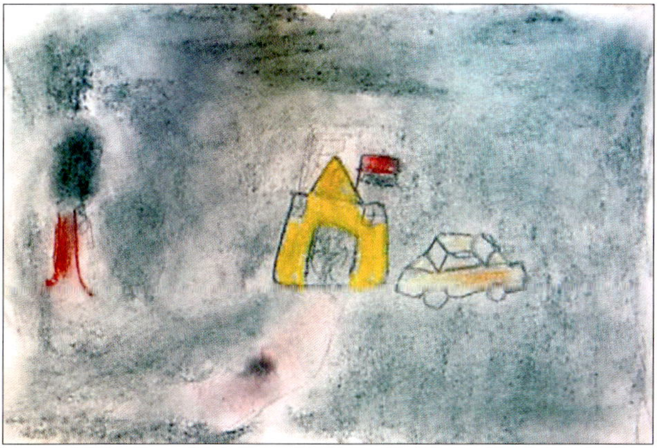

Abb. 15, Haus – Auto – Baum – Strichmännchen.
8-jähriger Junge, Tripolis, Mai 2012.
(© stART international e.V.)

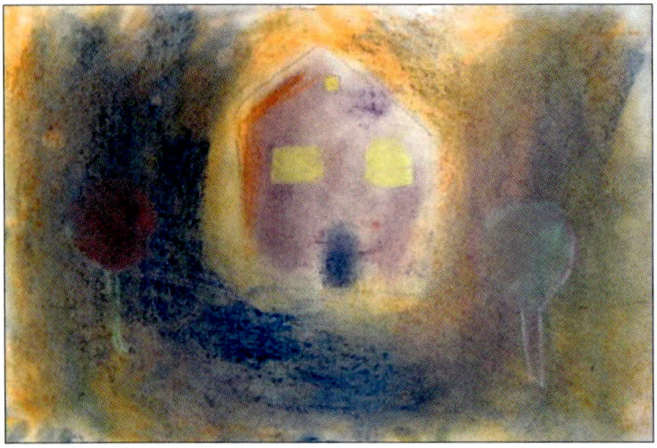

Abb. 16, Hausdarstellung eines 9-jährigen extrem ängstlichen Jungen mit ausgeprägten Belastungsreaktionen. Tripolis, Mai 2012. (© stART international e.V.)

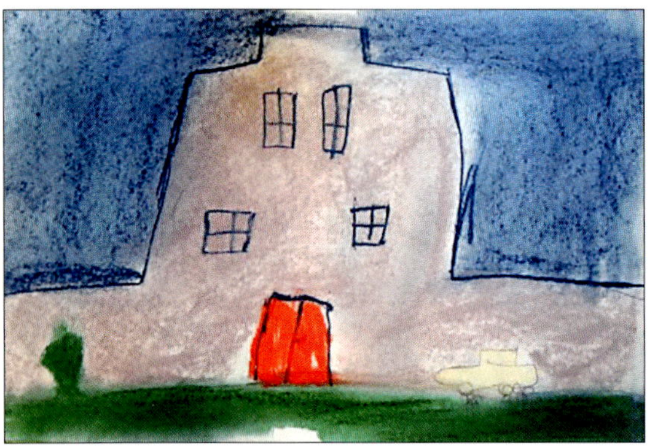

Abb. 17, Haus mit Panzer und Miliz bei Nacht. 10-jähriger Junge, Tripolis, Mai 2012. (© stART international e.V.)

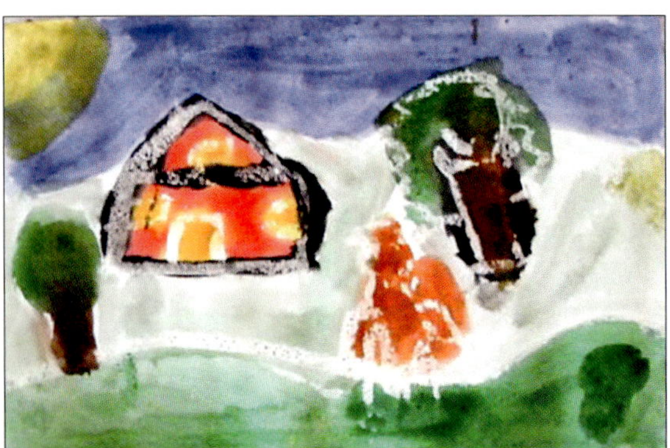

Abb. 18, Ein Bild um wieder staunen zu lernen. Wasserfarben über Wachszeichnung. (© stART international e.V.)

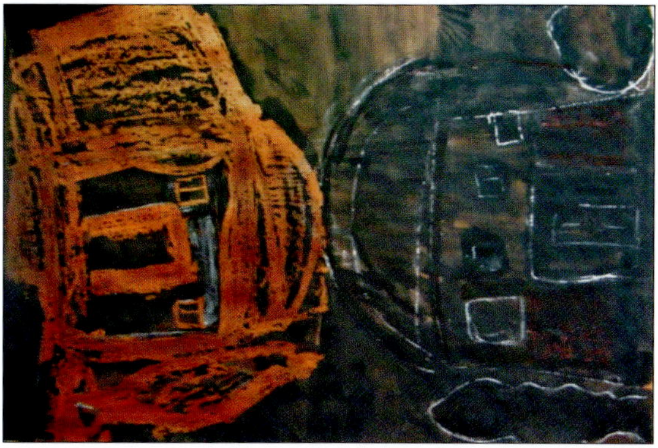

Abb. 20, Malerische Erinnerung an die Bombennächte. Wachszeichnung auf farbigem Papier, schwarze Farbe. (© stART international e.V.)

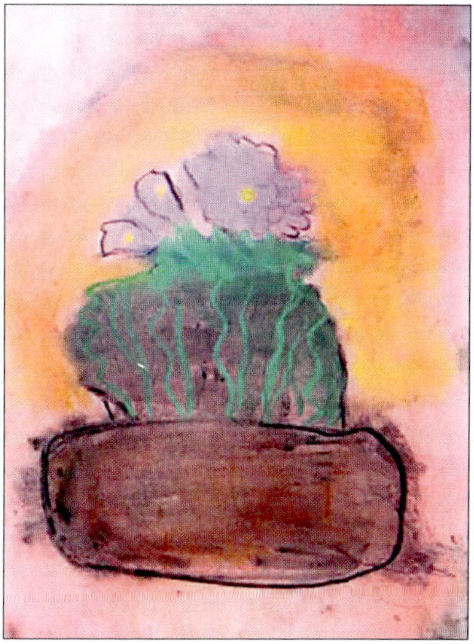

Abb. 21, Das seelische Nachbild des Erlebens eines schlichten Stilllebens in einem kargen Raum. 12-jähriges Mädchen, Tripolis Mai 2012. (© stART international e.V.)

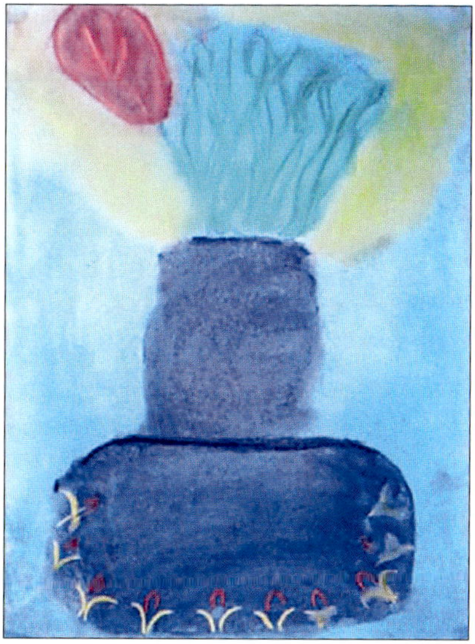

Abb. 22, Das gleiche Erleben, wie unter Abb. 23 beschrieben, bewirkte bei diesem 12-jährigen Jungen ein Nachbild mit einer völlig anderen Stimmung, aber ähnlich farbenfroh. (© stART international e.V.)

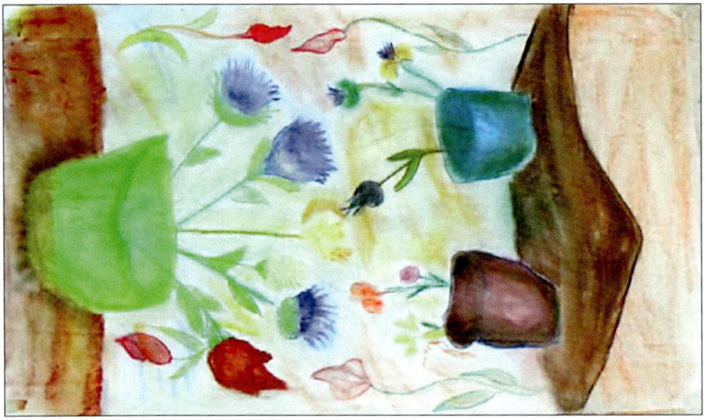

Abb. 26, Eine Vase, oder zwei? Hier kommt es nicht auf objektive Realitäten, sondern auf das Ernstnehmen der eigenen inneren Erlebnisse an. (© stART international e.V.)

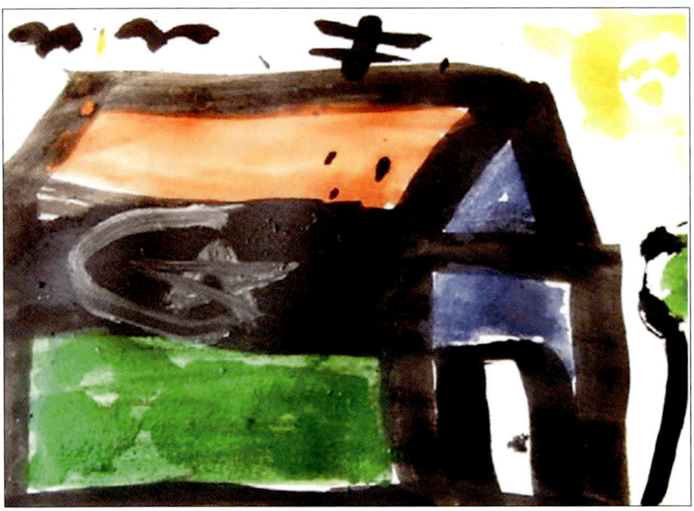

Abb. 27, Ein durch und durch libysches Haus eines schwarzafrikanischen Migrantenkindes. (© stART international e.V.)

„Der Himmel in Niederösterreich ist so blau wie in der Türkei.“ Kunsttherapie in der außerschulischen Mädchenarbeit

Susanne Loibl

Der Text erlaubt einen kurzen Einblick in ein niedrigschwelliges, (freiwillig, kostenlos, ohne Anmeldung) kunsttherapeutisches Projekt das seit Frühling 2005 besteht, sich weiterentwickelte, immer wieder pausierte und dann doch wieder in Erscheinung trat. Dieses Projekt lebt von Spontanität und Flexibilität hatte einen Anfang aber kein Ende. Die Mädchen gaben den „Ton“ an, sowohl mit ihren Lieblingsliedern[1], aber auch mit ihren Interessen, Wünschen und Bedürfnissen. Ich habe viel beobachtet, zugehört, darauf reagiert und die wertvollen Ideen des Mädchentag-Teams eingebaut ohne deren Zusammenarbeit die Exkursionen und Ausflüge nie stattgefunden hätten. Mit großer Begeisterung, Freude, und Neugier haben sich die Mädchen auf die künstlerische Arbeit eingelassen, manchmal ein bisschen schüchtern. Letzteres ist vielleicht auch das, was mich mit manchen am meisten verbindet und warum mir dieses Projekt sehr am Herzen liegt. Hinter der Kombination von verschiedenen inspirierenden Erlebnissen steckte die Absicht, positive Eindrücke bei den Mädchen zu hinterlassen, von denen sie noch lange profitieren, um den schwierigen Herausforderungen im Alltag vielseitiger begegnen zu können.

Die Beschreibung der ProjektteilnehmerInnen durch die Bezeichnung „Migrationshintergrund“ werden sie in diesem Text vergeblich suchen, denn,

1 Bsp.: Mustafa Sandal, Tarkan, Khaled, …

> „Trotz Bemühens um *political correctness* bringt die Bezeichnung „Migrationshintergrund“ zum Ausdruck, dass hier ein sozio-kultureller Hintergrund durchschimmert, der von dem dominanten sozialen und kulturellen Vordergrund verschieden ist und damit nur begrenzt kompatibel und überlagert. Der Ausdruck transportiert, entgegen der ursprünglichen Absicht, eine Differenz im Sinn von Über- und Unterordnung.“ (Hochgerner 2011, 163)

Aus Respekt streiche ich daher hervor, worüber die Kinder selbst gerne sprechen[2] und betone ihre Stärken. Migration begegnet uns in erster Linie als Problem und stellt in diesem Sinne eine Mangelhaftigkeit und eine Schwäche dar, die es mit geeigneten Integrationsmaßnahmen zu kurieren gilt. Die Kunsttherapie ermöglicht uns einen anderen Blick – einen menschlicheren. Edith Kramer (zit. in: Makarova/Kuchuk 2011: ab Min. 4:30; transkr. S. L.) „[I]f you look at a picture you get more the humanitiy, you get the strength, you very often find the strength, rather than pathology, pathology is easy to find, [...] but what strength there is, that much more can art therapy both-show and support, the strength.“

Die Mädchen (zw. 8 und 15 Jahren), die an dem Projekt **MädchenART:ig**[3] teilnahmen, leben in der unmittelbaren Umgebung des Jugendzentrums (Abb.1) und besuchen dieses regelmäßig. Sie nutzen dort den Raum, und die vielen kostenlosen Angebote, wie z.B: Internet, Computer, Tischfußballtisch, Billard und von den BetreuerInnen geplante Aktivitäten, die sehr umfang- und abwechslungsreich sind. Der Großteil der Mädchen wohnt an umwelt- und verkehrsbelasteten Straßen in zu kleinen Wohnungen mit geringem Ausstattungsniveau. „Mehrheitlich sind die Besucherinnen zwei bzw. mehrsprachig. Die meisten sprechen Sprachen des Balkanraumes (Serbisch, Mazedonisch, Albanisch, Rumänisch, Kroatisch, Bosnisch) und Türkisch, teilweise auch Kurdisch. Auch

2 Sie finden im Text die beliebtesten Methoden und jene die am öftesten wiederholt wurden.

3 Der Projektname wurde von Beatrix Harrer (Abb. 2), Sozial- und Theaterpädagogin, Sozialarbeiterin entworfen.

Sprachen wie Romanes, Farsi, Hindi, Tschechisch, Tschetschenisch, Arabisch, Ägyptisch, Chinesisch, Italienisch, Französisch, Englisch, sowie afrikanische Sprachen sind präsent" (VWJ 2009, 8). Die finanziellen Mittel der Familien sind begrenzt, viele Mütter sind Hausfrauen und die Väter allein verdienend. In Haushalten in denen beide Elternteile arbeiten, übernehmen die Mädchen Haushaltstätigkeiten und die Betreuung kleinerer Geschwister (vgl. VJZ 2009). Manche kommen aus bildungsnahen Familien, deren Eltern viel Wert auf die Ausbildung der Kinder legen.

Oftmals kommen die Mädchen in kleinen Gruppen aber jedenfalls zu zweit oder mit ihren Geschwistern. Sie kommen nach der Schule, fröhlich, lebendig und interessiert oft auch aufgeregt oder mit Konflikten in das *Jugendzentrum (Abb.1)*. Das ***Jugend- und Stadtteilzentrum*** „5erHaus" (www.5erhaus.at) ist eine Einrichtung des Vereins Wiener Jugendzentren für Kinder, Jugendliche und deren Eltern, im 5. Bezirk[4], dessen Träger die Stadt Wien ist.

> „Das 5erHaus ist seit langem ein selbstverständlicher Teil der Infrastruktur des Bezirks und der näheren Umgebung und setzt innovative Impulse zur Integration. Das Haus ist eine wichtige Begegnungsstätte für die unterschiedlichen Communities und Generationen im Sinne einer gelebten Diversität und fördert durch Partizipation und Empowerment Ideen zur Weiterentwicklung." (VWJ 2011, 5)

Das Gebäude ist groß, hell und bunt gestaltet, gut ausgestattet und die Atmosphäre sehr lebendig, herzlich und einladend. Das Jugendzentrum besteht seit mehr als 40 Jahren und bietet von Montag bis Samstag verschiedenste Angebote an: Kindernachmittage, Teenie – Abende, Disco (DJane-Line), Deutschkurse, Burschenabende, Lernhilfe, Jugendbetrieb, internationales Frauenfrühstück, Elterntraining mit Kleinkindbetreuung und den Mädchentag.

4 5. Bezirk/Margareten – mit über 52.000 EinwohnerIinnen, auf 203,3 ha der am dichtesten besiedelte (258 Bew./ha) Bezirk Wiens (www.wien.gv.at/bezirke/margareten)

Der Mädchentag im Jugendzentrum

„Super. Ich liebe ihn.“, „[…] weil es mir da sehr gefällt und da keine Buben dabei sind und man sich da unterhalten kann.“ „Mädchen an die Macht:“ „[…] weil da nur Mädchen sind und es mir sehr gut gefällt.“ „Weil man da jeden vertrauen kann und keine Buben dabei sind.“

Der **Mädchentag** im Jugendzentrum 5er Haus fand jeden Freitag von 14:30 bis 17:30 statt, ab 18:00 startete das Angebot für die Jugendlichen. Im Verlauf des kunsttherapeutischen Projekts lag die Anzahl der teilnehmenden Mädchen zwischen 4 und 16, wobei mich bei einer sehr großen Gruppe eine Betreuerin des Jugendzentrums unterstützte. Das Arbeiten in geschlechtshomogenen Gruppen und Räumen ist eines der drei unverzichtbaren Prinzipien der Mädchenarbeit sowie auch die Neu- und Aufwertung weiblicher Kompetenzen und Eigenschaften und nicht zuletzt die Parteilichkeit der Pädagoginnen (Klees et al. 2007, 35). Zwar ist der Begriff „Mädchenarbeit“ mit berechtigter Kritik konfrontiert, „[…] ist aber nichts desto trotz in den letzten Jahren zum Markenzeichen für eine feministische, parteiliche Arbeit mit jungen, weiblichen Menschen geworden.“[5] (Klees et al. 2007, 10)

Die Mädchen malten energievolle Bilder um den Mädchenraum einerseits außen zu schützen (siehe Abb.3, 4) und ihn innen zu gestalten (Abb. 5). Die Größe der zu bemalenden Blätter war für alle Mädchen gleich, die Anzahl der Blätter, die sie gestalten durften war nicht vorgegeben, jedes Mädchen stellte eines zur Verfügung und gemeinsam gestalteten sie ein **„Gruppenkunstwerk“** „[…], das alles einschließt: die verbalen und die nicht-verbalen Ausdrucksformen, darunter sehr dominierend die bildnerischen Gestaltungen, die allen sichtbar an den Wänden hängen. Jeder ist gleichermaßen präsent und sein Beitrag fügt sich in das Ganze, das ohne diesen ein anderes wäre. […] die Einheit in der Ganzheit vermittelt Geborgenheit und Akzeptanz […].“ (Schottenloher et al. 2001, 373)

5 Weiterführende Literatur: Busche u. a. 2010.

Meine **Intention** war es, den Mädchen ein niedrigschwelliges Kunst- und Gestaltungstherapeutisches Projekt zu ermöglichen, das sie ohne Kosten, Anmeldung und Verpflichtungen freiwillig besuchen können. Es war mir sehr wichtig einen sanktionsfreien, sicheren Raum zur Verfügung zu stellen, indem nicht bewertet wird und sie sich innerhalb einer Gruppe mit sich selbst und mit neuen Methoden und Ausdrucksmöglichkeiten auseinandersetzten können. Um Handlungsspielräume, Wünsche und Möglichkeiten für die Zukunft zu erweitern, bot ich in Zusammenarbeit mit dem Team, Exkursionen in die Akademie der bildenden Künste in Wien an, sowie Ausflüge nach Niederösterreich, nicht weit von Wien entfernt um den Mädchen auch die nähere Umgebung zu zeigen. Diese Ausflüge aufs Land und auch die Exkursionen organisierten wir aufgrund der Interessen, Wünsche und Fragen der Mädchen, die einerseits meine Person bezüglich Wohnort und Leben betrafen, aber auch Leben und Ausbildung von KünstlerInnen.

Die Mädchen waren ganz ruhig und hörten andächtig zu, während eine Künstlerin und Lehrende uns durch die **Akademie der bildenden Künste**, mit ihren hohen historischen Räumen und langen Gängen führte. Sie sahen in verschiedenen Abteilungen die unterschiedlichsten Kunstwerke und auch StudentInnen, die an ihren Werken arbeiteten, sich in gemütlichen Ecken auf Sofas sitzend, unterhielten und die gerne von ihren Erfahrungen erzählten. Erstaunt davon, dass malen und/oder gestalten ein Beruf sein kann stellten die Mädchen viele Fragen. Wie an ihren Blicken zu erkennen war, gab es für sie auch abstoßende, gleichzeitig faszinierende künstlerische Interventionen. Die Unterhaltungen darüber behielten sie aber schüchtern kichernd unter sich. Mein Ziel war es zu vermitteln wie und wo KünstlerInnen ausgebildet werden, mit welchen Themen sie sich beschäftigen und dass die StudentInnen Materialien und Methoden verwenden, die den Mädchen bereits bekannt waren.

Eine Vielzahl an **Methoden** habe ich in den vergangenen Jahren innerhalb dieses Projekt-Settings angeboten, erprobt, oft wiederholt und fasziniert beobachtet. Mit vielen verschiedenen Mädchen aber auch mit Frauen innerhalb des Elterntrainings oder internationalen Frauenfrühstücks oder an Mütter-Töchtertagen (Abb. 6, 7). Die Planung war einerseits angepasst an Wünsche, Bedürfnisse, Ideen und Stärken der Mädchen andererseits an die Gruppengrößen und vorhandenen Ressourcen adaptiert; oft sehr spontan und flexibel. Laurie Wilson fasst in der Einleitung zum Buch „Kindheit und Kunsttherapie" die Darstellungen Edith Kramers zusammen:

> „Die Kunsttherapeutin plant und liefert die Bedingungen, unter denen der kreative Prozess stattfinden und Freude bereiten kann. [...] Die primäre Aufgabe der Kunsttherapeutin ist es daher, eine Arbeitsatmosphäre zu schaffen und zu bewahren, in welcher der Wunsch künstlerisch zu arbeiten, über allen anderen Interessen steht." (Wilson 2003, 33f.)

„Zwei Spielregeln, die [...] den äußeren Rahmen bilden, innerhalb dessen eine persönliche Entfaltung möglich ist." (Egger 2002, 20) begleiteten uns:

- Wir kommentieren die Werke der anderen Mädchen weder positiv noch negativ.
- Wir räumen gemeinsam auf.

Die Mädchen waren wirklich äußerst kollegial, dennoch fiel es ihnen, natürlich besonders in den ersten Minuten des begonnenen Arbeitsvorgangs, schwer für sich zu bleiben. Entweder weil ihnen etwas nicht gefiel, weil ihnen etwas auffiel was ihrer Meinung nach „unerlaubt" war, aber auch weil sie sehr begeistert von den Werken ihrer Kolleginnen waren. Diese aufregende, emotionalisierte Phase führte in weiten Teilen dazu, dass die Mädchen sich in ihrer Muttersprache austauschten, sodass ich gewissermaßen an Macht verlor. Für mich waren diese Situationen neu, als Kunsttherapeutin profitierte ich sehr stark davon, denn ich lernte, noch viel genauer zu beobachten als zuvor und mich abwartend zurückzunehmen, somit unterbrach ich dadurch den „freien" Ausdruck der Mädchen nicht unnötig. An Mimik, Gestik und an der Art mit den Materialien umzugehen oder zu Malen war gut erkennbar, ob ein Konflikt zu weit ging und ob eine Intervention erforderlich war.

Nach kurzer Zeit, wenn alle ausreichend mit Materialien versorgt waren und keine Fragen mehr auftauchten, begann die Zeit der Stille, des tiefen Versunken Seins und der konzentrierten Arbeit. Dieser schöpferische Prozess, dieser kreative unreflektierte Akt an sich, bei dem die Kinder ihre Welt bewältigen und dabei gleichzeitig sich selbst erfahren (Briendl 2008, 27), wirkt bereits heilend und strukturierend (Edith Kramer zit. nach: Bischof Begré 2005, 16). Von dieser Ruhe und dem Zauber der Materialien lassen sich auch Kinder anstecken die eher etwas unkonzentriert oder destruktiv agieren würden.

Bettina Egger (2002), mit der Haltung für Ordnung zu sorgen und nicht in den schöpferischen Prozess einzugreifen, Arno Stern (1998), sowie auch Helen Bachmann (1985), die sich strikt dagegen verwehren zu deuten und über die Bilder zu sprechen und die „dienende" Rolle der Malleiterin propagieren, sowie Edith Kramer (2003), die bei der Kunsttherapeutin die so genannte „dritte" Hand und ein spezielles „Sehvermögen" voraussetzt; Allen ist es gemeinsam, dass während des Malens und Gestaltens „nur" so genannte Hilfsfunktionen auszuführen sind und nicht gestört werden darf. Die Therapeutin ist eine aufmerksame, respektvolle, professionelle Begleiterin des Prozesses, die durch „[s]pontane Ausdrücke der Freude [...], der Überraschung, des Berührtseins, persönliche Empfindungen, [...] hilfreich [ist], [...] das Glück des Malenden [verstärkt] und [...] eine gute Stimmung im Atelier [schafft]." (Egger 2002, 81)

Dadurch wurde aus dem zurückhaltenden Satz „Ich will/kann nicht malen." oder „Malen wir schon wieder?" den ich häufig hörte, im Laufe der Zeit oft ein „Schau was ich kann!".

Die **Monotypie** ist eine Technik in der, der Zufall eine wichtige Rolle spielt und deren Ergebnis nicht wiederholt werden kann (griechisch *monos*: allein, einzig, *typos*: Abdruck). „Sie zählt zu den Zufallsverfahren und ist besonders dafür geeignet, in kurzer Zeit ein (oder mehrere) Erfolgserlebnisse zu erhalten." (Hoffmann 2003, 41)

Monotypie ist eine sehr beliebte Methode und scheint sich im Gedächtnis der Mädchen tief verwurzelt zu haben. Ein Mädchen erinnert sich an „das Farben quetschen zwischen den Glasplatten". Es machte ihnen Spaß so viel Farbe aufzutragen, die Glasplatten aufeinander zu pressen und die tollen Werke zu bewundern. „Drucken weckt die Neugierde, ermöglicht schon während der Arbeit Entdeckungen, die klaren, starken Farben regen die Fantasie an, denn kein Druck ist wie der andere." (Hoffmann 2003, 179)

Wir verwendeten auch fluoreszierende Farben, die Mädchen assoziierten Korallen in ihren Werken und wir installierten in einem Kellerraum eine „Unterwasserwelt" mit Schwarzlicht, im Rahmen einer Ausstellung. Diese Methode erfüllte die Mädchen mit Freude, während die Mütter die Kunstwerke bestaunten und zu Tränen gerührt waren.

Eine weitere Form der Monotypie ist das rasche Zeichnen auf der Rückseite des Papiers das auf der mit Farbe bewalzten Glasplatte lag. So entstanden sehr schnell, ausdrucksstarke Gesichter, Rosen, Herzen, Herzen mit Pfeilen und sehr viele Namenszüge.

„Wieso ist mein Kopf so klein?"

Das körpergroße Packpapier zurechtzuschneiden und den „richtigen" Platz dafür zu finden stellte für die Mädchen eine gewisse Herausforderung dar. Als diese dann bewältigt war und jeweils ein Mädchen am Papier lag und ein zweites den Körperumriss zeichnete kicherten sie und hatten Mühe still zu liegen. Das Ergebnis wiederum erstaunte sie, denn es war nicht perfekt, ein Oberschenkel war kleiner und einer zu dick, besonders die Köpfe sind in dieser Übung oft klein, aber sie lernten anzunehmen was ist und arbeiteten mit Freude daran weiter. Mir fiel auf, dass sie bei dieser Methode besonders eifrig malten, weil sie sich selbst „fertig stellen" wollten. Keines der Mädchen brach ab oder verlor die Lust (Abb. 8).

> „Die Übung regt an, sich mit sich selbst zu beschäftigen, die eigene Befindlichkeit wahrzunehmen und diese symbolhaft auszudrücken, sowie

> spielerisch mit der eigenen (Körper-)Form umzugehen. Ausgehend von der eigenen Person gibt die Übung einen natürlichen „Rahmen", in welchem spontan sehr frei gearbeitet werden kann. Der Einstieg in das (freie) Malen wird erleichtert." (Steiner 2003, 56)

Die Mädchen malen im **„freien Atelier"** immer wiederkehrende Motive auf die unterschiedlichsten Arten und Weisen, sie sind Teil ihrer selbst und gehen trotzdem weit über ihre Geschichte hinaus. Ihre Bedeutung „müssen wir recherchieren, biografisch-lebensgeschichtlich erarbeiten – in all ihren Konnotationen, die kulturell vorgegeben, individuell-affektiv, medial-gelernt sind." (Menzen 2002, 93)

Das Herz in der türkischen Pop Musik ist allwissend, „als ob das Herz nicht weiß, dass du einen Schritt gemacht hast", „mein Herz ist rebellisch" (Mustafa Sandal, türkischer Popmusiker), das Herz weiß Bescheid, ist geduldig, oft leidet das Herz wegen einer unglücklichen Liebe oder Eifersucht oder wegen eines zerbrochenen Traumes. Im Zusammenhang mit Herz und Liebe sind immer auch Ehe, Kinder und Familienleben ganz wichtig. Die Mädchen hören und sehen gerne Musikvideos auf *youtube* über die Liebe, Verzweiflung, Leidenschaft, Trennung. Die rote Rose, deren wichtigstes Anbaugebiet in der Türkei, in Bulgarien und dem Iran liegt (Frühschütz 2002) wird auf Fotos oft mit der türkischen Flagge kombiniert, und als nationales Symbol in Szene gesetzt wenn hohe Staatsbesuche von roten Rosen überhäuft werden (vgl. Focus online 2013).

> „Die Therapeutin soll die Bilder betrachten, indem sie die „seelische Energie" der Bilder, ernst nimmt, indem sie auf die Ausstrahlung der Bilder achtet und sie wahrnimmt. Es geht nicht nur um das Herz, das Haus, die Symbolik der enthaltenen Objekte, sondern auch um die „Eigensprache" der bildnerischen Mittel wie Farbe, Form, Proportion, Raumgestaltung, um die Komposition." (Riedel 2005, 18)

„Ich habe mir den Arm gebrochen"

Hände, einzelne Finger, Füße bis zu den Knöcheln, Arme bis zum Ellbogen, das Gesicht mit geschlossenen Augen oder geschlossenem Mund oder sogar in Kombination, alles **gipsten** sie ein. „[A]llerdings muss beachtet werden, dass das enge Anliegen des Gipses bei manchen Kindern oder auch entsprechend gestimmten Erwachsenen zu einem Gefühl der bedrohlichen Enge führen kann." (Rinnus 2003, 289) Die Mädchen waren nicht zu bremsen und begnügten sich nicht mit meinen vorsichtigen Vorschlägen, sie organisierten sich selbst, während ich kleineren half, und sorgten sich lediglich darum, dass sich der Vorrat an Gipsbandagen erschöpfen könnte. Ich beobachtete sie dabei wie witzig sie es fanden, dass sich die Haare der Augenbrauen in der Maske befanden, weil sie vergaßen sie zu schützen oder wie sie kreischten und lachten, weil sie herausfanden dass auch Unterarme behaart sind. Wir arbeiteten viel im Freien und die älteren Mädchen, die vorbei gingen, halfen sofort mit und ergriffen die Chance, in der Schule oder bei Freunden, den Arm eingegipst zu lassen und damit Aufmerksamkeit zu erregen.

Sie waren sehr geschickt und es entstanden ganz tolle Werke, das Interessante bei dieser Methode war, das den Mädchen die Ergebnisse nicht, wie sonst, so wichtig waren. Sie fragten mich nicht, wozu wir das machen und was danach mit den Gipsformen passieren wird.

Laut Angelika Rinnus (2003, 290) ergeben sich folgende Erfahrungsebenen:

> „+ Ausgeliefert sein an einen Partner, damit verbunden Angst oder Vertrauen.
> + Körperwahrnehmung: Entspannung oder Anspannung, manuelle Geschicklichkeit.
> + Selbstbegegnung. Empathie, Kommunikation."

Sie einigten sich darauf, alle Formen als Vase zu verwenden, welche später im Zuge einer Ausstellung mit Blumen versehen über den Köpfen der BesucherInnen hingen.

Auf der 3-tägigen **Mädchenfahrt** verbrachten wir viel Zeit miteinander, in der die Mädchen unter anderem ihre Berufswünsche thematisierten. Wenngleich einige der Mädchen sehr selbstbewusste Vorstellungen skizzierten, in denen sie ihrer Mehrsprachigkeit positives Potential beimaßen, – im Sinne des Soziolinguisten Dieter Halwachs der, der in der Mehrsprachigkeit kommunikatives Potential sieht und eben nicht die Pluralität als Problem, sondern die realitätsfernen Forderungen nach Uniformität, (zit. nach Schmidt 2012) – so begnügten sich die allermeisten mit bescheidenen Wünschen, die tendenziell in den geschlechts- und herkunftstypischen Sparten angesiedelt sind.

Dabei war die Marginalisierung spürbar, die durch die eigene Herkunft oder die Herkunft ihrer Eltern entsteht und das geringe Selbstbewusstsein, das stark durch schulische Misserfolge oder durch diskriminierende Verhaltensweisen von SchulkollegInnen und/oder LehrerInnen geprägt ist.

> „Das österreichische Bildungssystem gehört mit dem deutschen zu den Systemen, die es am wenigsten schaffen, die Potentiale der Kinder und Jugendlichen zu entwickeln und in denen Schulerfolg am meisten herkunftsbestimmt ist." (Perchinig zit. nach: Tosic et al. 2009, 199)

Traumberuf?

Die Mädchen bildeten Dreiergruppen, in denen sie sich in verschiedene Teile des Gartens zurückzogen und zu zweit, die jeweils Dritte zur Freizeit befragten, bis jede einmal interviewt wurde. Danach trafen wir uns wieder im Saal des Pfarrhofes, indem wir wohnten, und nach einer kurzen Besprechungsphase stellten immer jeweils zwei einen, anhand der Interview-Auswertung „vorgeschlagenen" Beruf der Interviewten, vor. Das betreffende Mädchen durfte ihre Meinung dazu äußern und wenn sie damit nicht einverstanden war, den „wirklichen" Traumberuf nennen oder den vorgeschlagenen annehmen. Teilweise wurde sehr leise und schüchtern vorgestellt, zunehmend löste sich aber die Stimmung und es wurde viel gelacht. Danach malten sie ihren Beruf, in Lebensgröße auf großen Kartons (siehe

Abb. 9, 10) und „an der Position der Köpfe wurden runde Formen ausgeschnitten, durch die die ‚Heldinnen' ihre Köpfe stecken können, so dass sie selbst an der Geschichte teilnehmen und ein Teil ihres eigenen Plakats werden." (van de Loo 2005, 60)

Weitere Berufswünsche die durch die Übung entstanden: Tierärztin, Reitlehrerin, Schriftstellerin, Sekretärin, Modedesignerin, Kindergärtnerin, Dolmetscherin …

Schlussfolgerungen

„Als besonders schön, selbstbewusstseinsstärkend und Gemeinschaftsgefühl fördernd", hat Beatrix Harrer, die gemeinsamen Ausstellungen, und die damit verbundene Elternarbeit in Erinnerung, sowie die Exkursionen, die, „die Mädchen immer als ‚Highlights' erlebt haben." (Gespräch d. Verf. m. Beatrix Harrer, 27.3.2011)

Wie Unterhaltungen mit den Mädchen zeigten, malen sie im Gruppenkontext und mit Unterstützung sehr gerne. Alleine malen, zeichnen, gestalten sie selten oder gar nicht.

> „Wohnst du noch dort wo es so schön ist?" „Ja"
> „Und malst du noch?" „Ja und du?" „Nein"
> „Würdest du gerne wieder bei so einem Projekt mitmachen?" „Ja"
> (Gespräch d. Verf. m. einer Teilnehmerin, 27.3.2011)

Niedrigschwellige Angebote wären demnach, als dauerhafte „freie Ateliers" oder Werkstätten für alle Interessierten Kinder und Jugendlichen eine wertvolle Erweiterung der herkömmlichen Freizeitangebote. Um genaue Erkenntnisse über die Auswirkungen der bildnerischen Prozesse auf die Mädchen zu gewinnen, und damit Ziele wie beispielsweise Stärkung des Selbstbewusstseins, Wünsche und Möglichkeiten für die Zukunft erweitern oder Förderung des Gemeinschaftsgefühls, usw., die im Zusammenhang mit Kunsttherapie oft genannt werden, nicht als leere, bedeutungslose Floskeln, unhinterfragt im Raum stehen zu lassen, wäre eine umfassende

„Be-Forschung“ aller beteiligten Personen, gemeinsam mit den Mädchen sinnvoll und notwendig.

Literatur

Bachmann, H. (1985): Malen als Lebensspur. Die Entwicklung kreativer bildlicher Darstellung. Ein Vergleich mit den frühkindlichen Loslösungs- und Individuationsprozessen. Stuttgart: Klett-Cotta.

Bischof Begré, S. (2005): Kreative Heilkraft. Unipress 124/2005, 15–16.

Bitzan, M./Daigler, C. (2001): Eigensinn und Einmischung. Einführung in Grundlagen und Perspektiven parteilicher Mädchenarbeit. Weinheim/München: Juventa Verlag.

Briendl, L. (2008): Bilder als Sprache der Seele: Sich selbst entdecken durch Malen und Gestalten. Ostfildern: Patmos.

Busche, M./Maikowski, L./Pohlkamp, I./Wesemüller, E. (Hrsg.) (2010): Feministische Mädchenarbeit weiterdenken. Zur Aktualität einer bildungspolitischen Praxis. Bielefeld: transcript Verlag.

Egger, B. (2002): Faszination Malen. Praktisches, Erzieherisches, Anregendes. Gümligen: Zytlogge-Verlag.

Focus online (2013): Merkel in der Türkei von roten Rosen überhäuft. Rosenschauer aus dem Heißluftballon. 25.02.2013. <http://www.focus.de/politik/ausland/rosenschauer-bei-tuerkei-besuch-merkel-in-weltkulturerbe-region-herzlich-empfangen_aid_926738.html>, (26.02.2013, 01:24).

Frühschütz, L. (2002): Im Tempel des Duftes. Rosenernte in der Türkei. Schrot&Korn Nov. 2002. <http://www.schrotundkorn.de/cgibin/drucken/printer.pl?file=/2002/sk021111.html>, (26.02.2013, 01:03)

Hochgerner, J. (2011): Migration ist Mobilität in der Weltgesellschaft. In: Dvorak, J./Mückler, H. (Hrsg.): Staat Globalisierung Migration. Wien: Facultas.

Hoffmann, A. (2003): Druckverfahren. In: Leutkart, C./Wieland, E./Wirtensohn-Baader, I. (Hrsg.): Kunsttherapie aus der Praxis für die Praxis. Materialien, Methoden, Übungsverläufe. Dortmund: Verlag modernes Lernen, 178–195.

Klees, R./Marburger, H./Schuhmacher, M. (2007): Mädchenarbeit. Praxishandbuch für die Jugendarbeit. Teil 1. Weinheim/München: Juventa Verlag.

Kramer, E. (2003): Kindheit und Kunsttherapie, Theorie und Praxis. Graz: Nausner&Nausner.

Makarova, E./Kuchuk, E. (2011): Edith Kramer. Art tells the Truth. <http://vimeo.com/33476299>, ab min. 4:30 (14.1.2014).

Menzen, K.-H. (2002): Rote, Gelbe, Grüne, Blaue … Zur Bedeutung von Farben in der Erziehung und Entwicklung von Kindern. Zeitschrift für Musik-, Tanz- und Kunsttherapie 13/2, 87-94.

Riedel, I. (2005): Bilder in Psychotherapie, Kunst und Religion. Ein Schlüssel zur Interpretation. Stuttgart: Kreuz.

Rinnus, A. (2003): Bau von Gipsmasken. In: Leutkart, C./Wieland, E./Wirtensohn-Baader, I. (Hrsg.): Kunsttherapie aus der Praxis für die Praxis. Materialien, Methoden, Übungsverläufe. Dortmund: Verlag modernes Lernen.

Schmidt, C. M. (2012): Pluralität schafft keine Probleme. Interview mit Dieter Halwachs. 3.8.2012. <http://derstandard.at/1343743852853/Pluralitaet-schafft-keine-Probleme> (27.2.2013).

Schottenloher, G./Tomalin, E. (2001): Der psychodynamische Aspekt gestaltungstherapeutischer Gruppenarbeit. In: Petzold, H./Orth, I. (Hrsg.): Die neuen Kreativitätstherapien. Handbuch der Kunsttherapie, Bnd 1. Paderborn: Junfermann, 371 389.

Tosic, J./Streissler, A. (2009): "Zwischen den Kulturen"? Kinder und Jugendliche der 2. Generation. In: Six-Hohenbalken, M./Tosic, J. (Hrsg.): Anthropologie der Migration. Theoretische Grundlagen und interdisziplinäre Aspekte. Wien: Facultas.

Stern, A. (1998): Der Malort. Einsiedeln: Daimon Verlag.

Van de Loo, O. (2005): Kinder-Kunst-Werk. Künstlerisches Arbeiten mit Kindern und Jugendlichen. Ein Handbuch. München: Kösel-Verlag.

VWJ (Verein Wiener Jugendzentren) (2009): Tätigkeitsbericht. 5erHaus. Jugend- und Stadtteilzentrum Margareten. Wien.

VWJ (Verein Wiener Jugendzentren) (2011): Tätigkeitsbericht. 5erHaus. Jugend- und Stadtteilzentrum Margareten. Wien.

Wieland, E. (2003): Die Plastik. In: Leutkart, C./Wieland, E./Wirtensohn-Baader, I. (Hrsg.): Kunsttherapie aus der Praxis für die Praxis. Materialien, Methoden, Übungsverläufe. Dortmund: Verlag modernes Lernen, 251–277.

Gespräch der Verfasserin mit einer Teilnehmerin am Projekt „Mädchen:Artig im Jugendzentrum 5erHaus des Vereins Wiener Jugendzentrum, 27.3.2011, Wien. (Gesprächsnotizen bei der Verfasserin)

Gespräch der Verfasserin mit Beatrix Harrer, 27.3.2011, Wien. (Gesprächsnotizen bei der Verfasserin)

Begegnung ohne kulturelle Übermacht am Beispiel eines Nothilfeprojektes von stART international emergency aid for children in Libyen

Rita Eckart

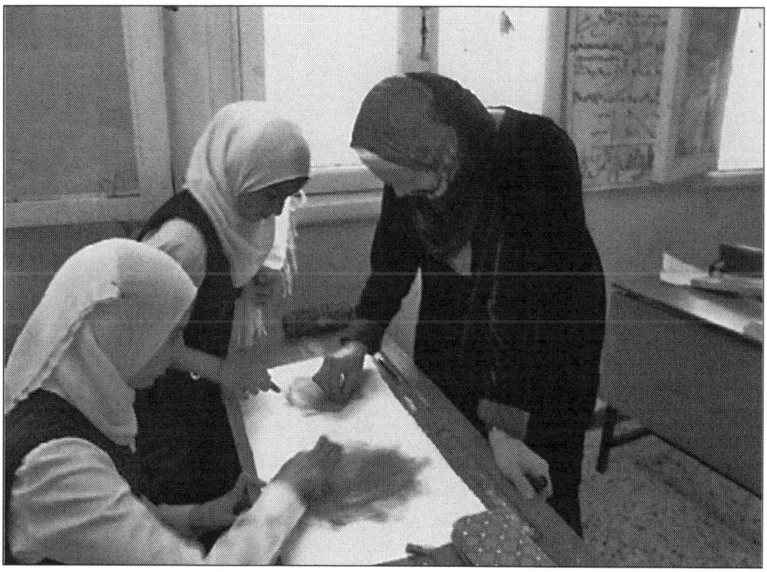

© stART international e.V. Abb. 1: Aus der Nothilfearbeit von stART international:e.V. in Libyen Therapeutische Partnerarbeit in einer Schulklasse in Tripolis Mai 2012

Einleitung und Zielsetzungen

Der folgende Artikel beschäftigt sich mit der Frage, wie kultursensibles Verhalten und ein der jeweiligen Kultur angepasstes kunsttherapeutisches Handeln Begegnung in der therapeutischen Beziehung über kulturelle Verschiedenheiten hinweg ermöglichen kann.

Begegnung wird in diesem Sinne verstanden als eine tiefere Wahrnehmung des jeweiligen Gegenübers in einem gemeinsamen, möglichst von wachsendem Vertrauen getragenen geistigen Raum, wo die für die Klienten gültigen kulturellen, traditionellen und religiösen Gegebenheiten angenommen und respektiert und entsprechende Freiräume bildnerisch genutzt werden.

Als Beispiel für den vorgestellten Ansatz dient ein interdisziplinär geführter, auf mindestens 15 Monate angelegter Nothilfeeinsatz von stART international emergency aid for children unmittelbar nach Kriegsende in verschiedenen Landesteilen von Libyen. Anthroposophisch orientierte Therapeuten, Lehrer und Erzieher hatten die Aufgabe Heranwachsende, Lehrer und Erzieher mit massiven akuten Belastungsreaktionen durch die Kämpfe im Rahmen des „Arabischen Frühlings" in Schulen und Kindergärten mit traumatherapeutischem Hintergrund zu unterstützen. Ebenso sollte die künstlerisch-pädagogisch-therapeutische Nothilfearbeit das friedliche Miteinander innerhalb der Schulgemeinschaften an den Einsatzorten fördern.

Es fand eine enge Zusammenarbeit – auch im Sinne der **Nachhaltigkeit** mit den libyschen Kollegen statt. Das Anliegen des libyschen Bildungsministerium, kreative Elemente in den bisher rein intellektuell ausgerichteten Unterricht zu integrieren, um die Lernprozesse kindgerechter, abwechslungsreicher und effektiver gestalten zu können, wurde vom stART-Team multiprofessionell unterstützt. Kurz nach den bewaffneten Auseinandersetzungen war ein kultursensibles Verhalten nicht nur eine Frage des Respektes dem Einsatzland und seiner Kultur gegenüber, sondern auch eine elementare Bedingung der äußeren Sicherheit.

Allgemeine Gründe der Notwendigkeit einer kultursensiblen Annäherung

Kultursensibilität ist aus mehreren gewichtigen Gründen notwendig in der Nothilfearbeit. Viele Einsatzländer haben eine **koloniale Vergangenheit**. Der unterschwellig immer noch vorhandene kulturelle Einfluss der ehemaligen Kolonialmacht führt häufig dazu, dass die Menschen in diesen Ländern immer noch ein Stück weit auf Identitätssuche sind und deshalb sehr empfindlich auf jede Art von fremder kultureller Dominanz reagieren.

Die meisten Klienten, denen wir nach Kriegen und Katastrophen begegnen, sind zumindest **potentiell traumatisiert**. Auch in der Arbeit mit ihnen ist ein kultursensibles Verhalten geboten, zumal in diesem Fall ressourcenorientiert nach positiv Behaftetem, und in einem erweiterten Sinne nach bisher erfolgreichen Krisenbewältigungsmöglichkeiten gesucht werden muss. Auch aus ethischer Sicht könnte es als bedenklich angesehen werden, dass traumatisierten Menschen in einer erheblich belasteten und die Urteilsfähigkeit möglicherweise einschränkenden Lebenssituation eine therapeutische Hilfe angeboten wird, die durch ihre kulturelle Andersartigkeit fremd und möglicherweise beunruhigend bis befremdend wirken könnte und somit ohnehin wenig erfolgsversprechend wäre.

Soll dem therapeutischen Prinzip Rechnung getragen werden, die Klienten dort abzuholen, wo diese stehen, bleibt uns zumal in der Nothilfearbeit gar nichts anderes übrig, als auf sie auch kulturell gesehen offen zuzugehen. In diesem Sinne muss das äußere Regelwerk des Lebens und der kulturelle Hintergrund in einem für beide Seiten vertretbaren Maße Anerkennung finden, damit eine Begegnung tatsächlich ohne kulturelle Übermacht stattfinden kann.

Annäherung an ein streng muslimisches Land: Sind Kultursensibilität und Authentizität in der Haltung des Therapeuten vereinbar?

Die Frage, ob die therapeutische Arbeit im Gastland, oder in der Heimat der Klienten stattfindet, entscheidet wesentlich darüber, welcher Part – der Klient, oder der Therapeut – den größeren Schritt auf die Kultur des Gegenübers zugehen muss. Neben dem jeweiligen Grad der Bereitschaft zu diesem Schritt sind die psychische Verfassung und die gesundheitliche Situation der Klienten ausschlaggebend.

Findet die Arbeit in der angestammten kulturellen Umgebung der Hilfesuchenden statt, wie im vorliegenden Fall, kann es notwendig sein, dass der Therapeut weitgehende Zugeständnisse macht und es kann sein, dass es manchem weiblichen Teammitglied beispielsweise zu weit geht sich der Kleiderordnung eines streng muslimischen Landes zu unterwerfen, oder fremd erscheinende Verhaltensregeln zu befolgen. Hier tritt das Dilemma auf, dass die Klienten selbst in einem gesellschaftlichen, kulturellen und religiösen Regelwerk leben, das sie aufgrund der Tatsache, dass sie in dieses hineingewachsen sind, nur bedingt reflektieren und insofern die Erwartung, dass der oder die Fremde sich der eigenen Ordnung anpasst, arglos und in diesem Sinne gewissermaßen selbstverständlich ist. Dies trifft besonders auf ein Land wie Libyen zu, da die Menschen dort aufgrund der jahrzehntelangen Isolation keine oder nur wenig Erfahrung mit anderen Kulturen machen konnten. Die möglicherweise auftauchende Frage, *„Wer überwältigt hier wen?"* ist insofern nicht relevant und es wird die Entscheidung jedes Einzelnen sein, ob er sich einen solchen Anpassungsschritt zumuten kann ohne sich dabei innerlich eingeschränkt zu fühlen. Die Nichtbeachtung der Kleiderordnung ist allerdings keine Option, zumal in Libyen kaum eine Frau ohne Kopftuch das Haus oder gar das Hotelzimmer verlässt und ein gegenteiliges Verhalten von Ausländern auch gegen die hier gültige Auslegung von Vorschriften der Staatsreligion – Islam – verstoßen würde.

Die Kultur des Einsatzlandes als authentische Inspirationsquelle

Auch in Ländern, deren Kultur die kunsttherapeutische Arbeit scheinbar in enge Grenzen verweist, haben die Menschen seit jeher Wege der Gestaltung gefunden und verfolgt, zumal der Wunsch und auch die Sehnsucht die eigene Umgebung gestaltend zu verändern ein allgemein menschliches Bedürfnis darstellt. Es gilt diese Wege als Inspirationsquelle zu entdecken und zu nutzen.

Unser persönliches kunsttherapeutisches Instrumentarium ist geprägt von unserer Ausbildung, unseren persönlichen und therapeutischen Erfahrungen, unseren künstlerische Fähigkeiten und unserer Fähigkeit auf unsere Umgebung sensibel zu reagieren. Für die therapeutische Situation heißt das zu erkennen, was einen Menschen sich in einer konkreten Situation innerlich lebendiger, seinem Wesen näher fühlen lassen könnte. Dieses Instrumentarium kann sich häufig gerade durch Einschränkungen erweitern, – auch hier macht die Not erfinderisch.

Arabische Kulturen bieten in vielerlei Hinsicht ganz andere Anregungen für das künstlerische Therapeutenauge, als westlich geprägte. Gerade in der gegenwärtigen, politisch instabilen Zeit müssen wir uns auch die Kultur schaffende Vergangenheit des Nahen und Mittleren Ostens vor Augen halten, beziehen doch deren Völker viel Selbstbewusstsein aus dieser Tatsache in einer Zeit, wo die Kulturen westlicher Prägung als die eigentlich fortschrittlichen propagiert werden und im gesamten Orient eine tiefe Sehnsucht nach eigenen Entwürfen besteht.

Im Mittelalter standen sie noch gleichberechtigt neben einander: Die Scholastik und die arabische Philosophie, der die Gedankenwelt des Aristoteles nicht fremd war. Ein wenig ist davon noch übrig geblieben: Bis heute besteht eine große Lust am gemächlichen **Nachdenken im gemeinsamen Gespräch**, was seinen sehr profanen Ausdruck in der beschaulichen Tee- und Kaffee-Kultur findet.

Es existiert im arabischen Raum ebenso eine selbstverständliche Kultur der schönen, der gestalteten Linie. Die schöne Schrift und die **Kalligraphie** sind hoch geschätzt und bilden einen zeitgenössischen Zweig der arabischen bildenden Kunst. Kalligraphien mit Koransuren werden neuerdings sogar als großformatige Wandtattoos für private Räume angeboten.

Nicht wegzudenken von der arabischen Kultur ist das Basargeschehen, dieses Gesamtkunstwerk der **Medina**, dieser Ort sprudelnder Geschäftigkeit und Lebensfreude, dieser Farbenrausch, wo Muße und Hektik so nahe beieinander liegen.

Die islamische Kunst ist schließlich unsere wesentliche Inspirationsquelle, wenn wir in einem muslimischen Land kunsttherapeutisch tätig sind. Sie hat Großartiges geleistet auf den Gebieten der Ornamentik, der Fayencenkunst und des Kunsthandwerks, deren Gesamtheit das in unseren Augen märchenhaft Orientalische ausmacht.

Schließlich inspiriert uns auch die **arabische Lebensweise**, die familienorientiert ist und neben allen anderen Charakteristiken einer kollektivistisch geprägten Gesellschaft und durchaus ernüchternden modernen Erscheinungen manches Überraschende für den westlichen Besucher bereithält, beispielsweise das Erlebnis Zeit zu haben. Es ist nicht selten, dass eine Familie gemeinsam am Rande der geschäftigen Medina den Sonnenuntergang betrachtet.

Auf der Suche nach Inspirationen in einem Land oder Kulturkreis kommt es also keineswegs auf eine kritische Prüfung der Lebensverhältnisse der Menschen an, vielmehr soll der Duft, der Geschmack, der Rhythmus und die Melodie des Lebens vor Ort erfasst werden. Diese Erkundung mit allen Sinnen bereichert und inspiriert den Therapeuten in seinem professionellen Handeln ebenso, wie sie ihm einen differenzierteren Zugang zu den Klienten ermöglicht. Es geht nicht darum örtlich Vorhandenes unreflektiert fortzuführen, sondern in Anbetracht der therapeutischen Notwendigkeiten auf die Gestik der örtlichen Kultur zurückgreifen zu können.

Ob schließlich Begegnung stattfinden kann, wird von mehreren Faktoren abhängen. Wie hat der Therapeut die Kultur des Einsatzlandes innerlich angenommen, verinnerlicht, wie offen ist das Einsatzland, der Klient in einer bestimmten Situation? Dementsprechend wird es gut vorbereiteten Therapeuten mehr oder weniger möglich sein sich mit ihren Klienten in einem kreativen „Niemandsland“ bei Respektieren der kulturell-religiösen Gegebenheiten ichhaft zu begegnen.

Libyen als Einsatzland

In der Nothilfearbeit sind wir gewohnt in den wirtschaftlich benachteiligtesten Landstrichen der Erde tätig zu sein. Im Zuge der Revolutionskämpfe des so genannten Arabischen Frühlings erhoben sich jedoch auch solche Völker gegen ihre Machthaber, die wirtschaftlich unter keinen besonderen Nöten zu leiden hatten. Auch in Libyen ging es nicht in erster Linie darum die eigene wirtschaftliche Situation zu verbessern, sondern um das

Erkämpfen von demokratischen Rechten. Ein Jahr nach Kriegsende ist die politische Situation immer noch schwer durchschaubar, weite Teile der Bevölkerung sind bewaffnet, zwischen den Milizen flammen immer wieder Kämpfe auf und es herrscht ein allgemeines Misstrauen. Auf der anderen Seite nahm das äußere Leben bereits bald nach dem Bürgerkrieg seinen gewohnten Lauf, das Land hatte bereits kurz nach Kriegsende wieder eine hervorragend funktionierende Infrastruktur und eine gute Warenversorgung. Ebenso sind die Transportmöglichkeiten durch die niedrigen Treibstoffpreise unproblematisch und es zeigt sich, dass ein wohlhabendes Land sich leichter von den äußeren Kriegsfolgen erholt. Der Umbau des Staates ist auf politischer, kultureller und wirtschaftlicher Ebene nach vierzig Jahren Diktatur bereits im Gange. Der Krieg ist zu Ende, ein stabiler Frieden dennoch nicht in Sicht, Libyen ist auf dem Weg in eine Zukunft voller Herausforderungen und auf Identitätssuche.

Zielsetzungen des interdisziplinären Teams

Die Nothilfearbeit von stART international wird auf Wunsch des libyschen Bildungsministeriums in Schulen und Kindergärten durchgeführt, teils als **künstlerisch-pädagogisch-therapeutische Arbeit** mit kleineren Schulklassen (von der ersten bis zur achten Klasse), teils in Kindergartengruppen. Das Team informiert sich am Anfang des Einsatzes möglichst ausführlich über die Anforderungen und Notwendigkeiten, sowie die Art der Belastung, der die Kinder ausgesetzt waren bzw. noch sind und es werden gemeinsam entsprechende Therapiepläne entwickelt, wobei jeder Therapeut auf seinem Gebiet das gemeinsame Ziel verfolgt. Die Kinder in Libyen zeigen besonders häufig akute Belastungsreaktionen, wie Konzentrationsstörungen, Bewegungsauffälligkeiten, klagen über Kopfschmerzen, Schlaflosigkeit, Alpträume, und vieles andere mehr. Gleichzeitig zeigen sie sich teilweise fast überdiszipliniert und wollen alle Aufgaben ganz exakt gestellt bekommen, Freiräume beunruhigen sie. Das Team arbeitet zunächst an einer **Stabilisierung** in einer geborgenen Atmosphäre. Altersgerechte Bewegungsspiele und Konzentrationsübungen, sowie unverfängliche experimentelle bildnerische **Ausdrucksmöglichkeiten** sollen an die Unbeschwertheit guter Tage anknüpfen. Erst danach können auch belastendere Themen Ausdruck finden, z.B. dass die Kinder bei jedem Fluggeräusch zusammenzucken, da dieses sie an die Bombardierungen der Kriegsnächte erinnern.

Schließlich soll an die reiche Welt der **eigenen inneren Bilder** angeknüpft werden können.

Parallel zu dieser Arbeit finden Workshops für LehrerInnen und Erzieherinnen in Schulen und Kindergärten statt. Da auch diese Generation in der Diktatur aufgewachsen ist und einen ähnlichen, rein intellektuell ausgerichteten Unterricht – teilweise ab einem Alter von vier Jahren – kennengelernt hat, ist der Bedarf an Übungen mit Selbsterfahrung ganz besonders groß. Denn der Befürchtung, dass erlebnisorientiertes Lernen nicht effektiv sein kann, können wir nur entgegentreten, wenn uns in der praktischen Arbeit der Beweis des Gegenteils gelingt. Ob Bewegungsübungen, Spiele oder Künstlerisch-Therapeutisches: Überall muss die kulturelle Prägung beachtet und berücksichtigt werden. Für Kunsttherapeuten ist da an erster Stelle das so genannte Bilderverbot.

Bildnerisches Arbeiten und Bilderverbot: Ein unvereinbarer Gegensatz?

Es ist nicht neu und auch dem europäischen, christlich geprägten Verständnis nicht fremd, dass Menschen sich darüber Gedanken machen, ob sie dem Schöpfer nacheifern dürfen. Indem Diesseits und Jenseits sich im Bewusstsein der Menschen nicht mehr gegenseitig durchdringen und wir, wie Rudolf Steiner es ausdrückt die Gegenwart der Götter verloren haben, entstand das Bedürfnis diese verlorene Gegenwart durch Darstellungen zu kompensieren. Um einer Verweltlichung des Gottesbildes entgegenzuwirken unternehmen verschiedene Konfessionen den Versuch die Gläubigen auf ihre inneren Bilder zu verweisen und äußere Darstellungen zumindest auf religiöse Inhalte bezogen gänzlich, oder auch teilweise zu untersagen. Auch im christlichen Glauben ist das Bilderverbot verankert:

„Du sollst dir kein Bildnis noch irgendein Gleichnis machen, weder von dem, was oben im Himmel, noch von dem, was unten auf Erden, noch von dem, was im Wasser unter der Erde ist." (Exodus 20, 1–5) Dies hat u.a. zu dem sog. byzantinischen, später auch zum reformatorischen Bildersturm geführt. Auch in unserer Zeit gibt es Tendenzen das Geistige nicht durch äußerliche Darstellungen festlegen zu wollen. Aus dem Koran kann kein eindeutiges Bilderverbot abgeleitet werden. Erst durch Überlieferungen über das Leben des Propheten Mohammed in der Hadith-Literatur ergaben sich entsprechende religiös-moralische Empfehlungen und nicht exakt definierte Vorschriften. In der muslimischen Tradition bildete sich eine von Land zu Land unterschiedlich geprägte Bilderfeindlichkeit aus, wobei bei strengster Auslegung derer nichts abgebildet werden darf, was einen (durchgehenden) Schatten wirft. Liberalere Interpretationen beschränken diese Verbote lediglich auf sakrale Bereiche und auf göttliche Wesen. Die Darstellung von menschlichen Gesichtern ist eher unüblich, bei der Darstellung ganzer Gestalten wird häufig das Gesicht ausgespart um dem Bilderverbot gerecht zu werden.

Ein weiterer zu beachtender Umstand ist, dass Bilder in muslimischen Ländern üblicherweise nicht an die Wand gehängt werden. Dies geht auf einen legendarisch überlieferten Hinweis des Propheten an seine Frau zurück, dass Bilder an den Wänden seiner privaten Räume ihn in seiner religiösen Versenkung störten. In muslimischen Kulturen findet man auch bei Menschen, die nicht streng religiös sind, nur selten Bilder an der Wand.

Religiös bedingte Einschränkungen der kunsttherapeutischen Arbeit

Jede Art von Bilderverbot schränkt die kunsttherapeutische Arbeit ein, verunmöglicht sie aber nicht. Selbst bei einem strengen Bilderverbot gibt es Wege den Menschen über schöpferische Prozesse die Möglichkeit für Selbsterkenntnis zu eröffnen, beispielsweise über Handarbeits- und Kunsthandwerkstechniken. Die Herstellung von ästhetisch anspruchsvollen Alltagsgegenständen ist in jeder Kultur eine Tugend.

Schöpferische Arbeit ist aus religiöser Sicht darüber hinaus immer möglich und zulässig, sofern sie nicht abbildend ist. Insofern bleibt uns auf jeden Fall die Möglichkeit ungegenständlich zu arbeiten und Elemente aus der Kunst und dem Handwerk des Kulturkreises kreativ aufzugreifen.

Alltägliche Abläufe der kunsttherapeutischen Arbeit müssen allerdings möglicherweise neu organisiert werden: Durch die Tatsache, dass Bilder in muslimisch dominierten Ländern für gewöhnlich nicht aufgehängt werden, ergibt sich beispielsweise die Notwendigkeit neue Wege für die Bildbetrachtung zu finden. Die entstandenen Werke können auf dem Tisch oder manchmal auch auf dem Boden liegend gemeinsam angeschaut werden.

Die Schwierigkeit liegt in den meisten Fällen darin, ausfindig zu machen, was an einem konkreten Ort und in einem konkreten Fall erlaubt ist und was nicht. Hier ist es ratsam örtliche Verantwortungsträger direkt zu befragen.

Die Kommunikation

Ein nicht zu unterschätzender Umstand der Arbeit im Ausland ist die eingeschränkte Möglichkeit der verbalen und häufig das Fehlen der direkten Kommunikation. Der Einsatz von Dolmetschern ist daher häufig unumgänglich, gleichzeitig handelt es sich bei ihrer Tätigkeit nur selten um ein rein sprachliches Vermitteln von Inhalten, vielmehr sind sie in den meisten Fällen auch wertvolle kulturelle Mittler. Kulturbedingt halten sie sich beim Übersetzen auch in Libyen nicht immer streng an die zu übersetzenden Inhalte, was jedoch nicht fehlinterpretiert werden darf, da gerade die Identifikation mit der Mittlerrolle Dolmetscher mitunter überfordern kann und der **Kommunikationsstil** einer kollektivistischen Gesellschaft sich von dem einer individualistischen wesentlich unterscheidet. Es kommt immer wieder vor, dass unsere Dolmetscher kritische Fragen zu unterdrücken versuchen, da sie uns als Gäste glauben schützen zu müssen, oder Kritik als unschicklich empfinden. Eine direkte Kommunikation mit unseren Klienten ist manchmal auch möglich, obwohl es während der Diktatur kaum Fremdsprachenunterricht in Libyen gab. Umso mehr überrascht es, dass dennoch viele Libyer gut englisch sprechen, was sehr förderlich ist für unsere Zusammenarbeit. Bei der Kommunikation müssen kulturbedingte Tatsachen immer wieder beachtet werden. Es geht nicht nur um das sprachliche Verstehen, sondern vor allem um **das kulturadäquate Verstehen**.

Der Wert des örtlichen Materials

Bevor die Nothilfearbeit in einem Krisengebiet startet, wird zunächst erkundet, welche Anforderungen an das Team gestellt werden und was an Material benötigt wird. Zu Beginn kann es notwendig sein einiges an Material einzuführen, damit die Arbeit unmittelbar, ohne Zeitverlust beginnen kann. Es gehört jedoch zu unseren Aufgaben vor Ort alsbald nach entsprechendem, geeignetem Material Ausschau zu halten. Durch unsere Käufe unterstützen wir ja auch die örtliche Wirtschaft und unsere Arbeit vor Ort wird unabhängiger.

International tätige Kunsttherapeuten sind sich in der Regel einig, dass dem Verwenden von fremdem wie einheimischem Material jeweils eine eigene Botschaft innewohnt. Das dauerhafte Einführen von fremdem Material teilt unseren örtlichen Kollegen und auch unseren Klienten nonverbal mit, dass unter ihren Lebensumständen das bildnerische Gestalten nicht befriedigend möglich sei und das Fortführen der therapeutischen Arbeit von unserer Präsenz, oder unseren Materialspenden abhänge. Somit ist die Nachhaltigkeit der Arbeit per se fraglich.

Lassen wir uns jedoch darauf ein, vor Ort nach geeignetem oder zumindest verwertbarem Material zu suchen, so kann dies aufwendig und für uns aus der Sicht des künstlerischen Materials qualitätsverwöhnten Therapeuten mitunter auch unbefriedigend sein. Über diese Handlung teilen wir jedoch bereits die Welt unserer Klienten und örtlichen Kollegen. Die Botschaft dieser Haltung ist, dass wir bereit sind uns in die Nöte der Menschen vor Ort hineinzubegeben und dass Art und Qualität des Materials schließlich nicht entscheidend dafür sind, ob es uns gelingen wird unseren Klienten künstlerische Schaffensprozesse erlebbar zu machen. Zugleich werden wir von den örtlichen Möglichkeiten inspiriert und verbinden uns auf diesem Weg anfänglich mit dem Land. Das Verwenden von Weggeworfenem oder Schrott, was im Westen eine wesentliche Botschaft für die Wegwerfgesellschaft darstellen kann, ist in den meisten Krisengebieten, wo unter Umständen der Müll ständig nach für das tägliche Leben Verwertbarem durchsucht wird, jedoch ebenso problematisch, wie das Verwenden von Essbarem (beispielsweise von Gewürzen zum Anrühren von Farben) in Landstrichen, wo Lebensmittelknappheit herrscht.

Die Sehnsucht nach Farben

Einer der ersten Eindrücke, den Libyenreisende nach dem Krieg haben, ist dass dort die Farben den Menschen abhanden gekommen sind. Grau, Braun und Beigetöne beherrschen das Straßenbild, selbst die Medina von Tripolis ist eher arm an Farben. Arbeitet man mit Kindern, Jugendlichen oder auch Erwachsenen in Workshops, erlebt man aber einen regelrechten Hunger nach strahlenden Farben. Die erste kunsttherapeutische Übung sowohl mit Schülern, als auch mit Erwachsenen sollte eine Antwort auf dieses übermächtige Bedürfnis darstellen. Aus den drei Grundfarben Rot, Gelb und Blau sollten durch Mischen auf dem Papier alle Farben des Regenbogens in ihrer Entstehung erfahren werden. Bevor es ans Arbeiten geht, wird zunächst im Gespräch ergründet, welche Persönlichkeit jede dieser drei Grundfarben haben könnte. Dünne Lasuren von Ölfarben werden dann mit Öl getränkten Lappen auf das Blatt aufgerieben. Es sollte jede Grundfarbe sowohl für sich stehen, als auch die entsprechenden Mischfarben mit erzeugen durch Farbüberlagerungen. Das kräftige und dennoch gefühlvolle Reiben ruft selbst bei zunächst apathisch wirkenden Kindern oder Erwachsenen die Willenskräfte auf. Dadurch, dass die Farben in ganz dünnen Schleiern erscheinen, bleiben sie transparent und sind von einer hohen Leuchtkraft.

Partnerarbeiten zur Überwindung sozialer Gegensätze

Da unsere Arbeit in sehr belasteten Gegenden stattfand, wo rivalisierende Gruppen sich mitunter unversöhnlich gegenüberstehen, wurde sie in den Erwachsenengruppen als Partnerübung konzipiert. An einem großen Blatt standen sich zwei Akteure – gleichen Geschlechts – gegenüber und gestalteten zunächst nur ihre Hälfte ohne auf den Partner bzw. die Partnerin zu achten. In einer zweiten Phase sollten die zwei Bildhälften dann durch weitere gestalterische Arbeit zu einem Bildganzen zusammenwachsen. Manchmal wurde dies durch eine Hintergrundgestaltung erreicht, manchmal durch feine Änderungen in der Gestaltung um einen Gleichgewichtszustand oder eben eine Gewichtung in der Komposition zu erreichen (Abb. 2 und 3). Die Freude über das Erscheinen der klaren Farben war fast überwältigend groß, und wurde mitunter von begeisterten Lauten begleitet. Es war jedoch eine deutliche Reserviertheit gegenüber Farbmischungen zu beobachten. In manchen Bildern standen die Grundfarben am Ende der Übung wie unversöhnlich neben einander, gleichzeitig wurde bedauert, dass in den eigenen Werken die Farben Orange, Grün und Violett nicht vorkommen. Hier zeigen sich die allgegenwärtigen Berührungsängste und der allgemeine Vertrauensmangel.

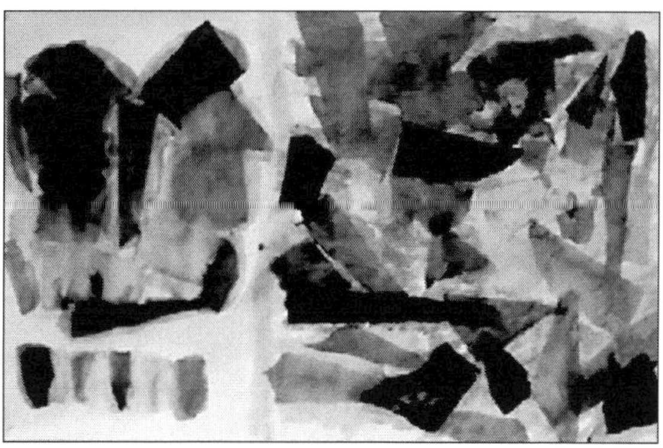

Abb. 5 Partnerarbeit: Seidenpapiercollage mit deutlicher Abgrenzung

Eine weitere Antwort auf den Hunger nach Farben war die Arbeit mit Seidenpapiercollagen. Auch diese Technik, bei der dünne farbige Seidenpapierschichten mit Tapetenkleister über einander geschichtet werden, ermöglicht ein feinfühliges Lasieren und auch dieses Mal arbeiteten wir, wie auch zuvor, ungegenständlich und umgingen so das Abbildungsverbot. Da in diesem Fall jeweils zwei Schüler der achten Klasse zusammenarbeiteten, war der Grad des Sich-Einlassens in seiner Unterschiedlichkeit deutlich zu sehen und er bot auch reichlich Gesprächsstoff.

Während viele, ganz homogene Gestaltungen entstanden (Abb. 4), zeigten sich auch tiefe Konflikte, wie z.B. an der Gestaltung von zwei neben einander sitzenden Schülern (Abb. 5), von denen der eine dunkelhäutige Schüler unter großen sozialen Schwierigkeiten in der Klasse zu leiden hat. Hier wurde von seinem Banknachbarn gleich zu Anfang ein Teilungsstrich gezogen und neben deutlicher platzmäßiger Einengung des dunkelhäutigen Jungen auch nicht einmal der Versuch unternommen zu einer einheitlichen Gestaltung zu finden.

Dieses wohl alltägliche Geschehen wurde anhand der Betrachtung von allen Arbeiten im Vergleich für die Klasse deutlich und auch vorsichtig thematisiert.

Lernen mit Kopf, Herz und Hand

Der **Unterricht mit kreativen Elementen** ist für die libyschen Kollegen zunächst ganz neu und ungewohnt, jedoch an praktischen Unterrichtsbeispielen leicht erfahrbar gewesen.

Die speziell für diesen Einsatz konzipierten Übungen mussten wenige Monate nach dem Kriegsende mehrere Kriterien erfüllen: Da die Arbeit im Schulumfeld stattfand und während des Bürgerkrieges über Monate hinweg kein Unterricht stattfinden konnte, musste auch Wissen im Klassenverband vermittelt werden. Dies sollte jedoch nicht rein intellektuell geschehen, sondern das Denken, Fühlen und Wollen gleichermaßen ansprechen. Zudem sollte sie eine therapeutische Wirkung auf die erstarrten Kinderseelen haben, sie wieder in Schwingung bringen. Hier bot sich

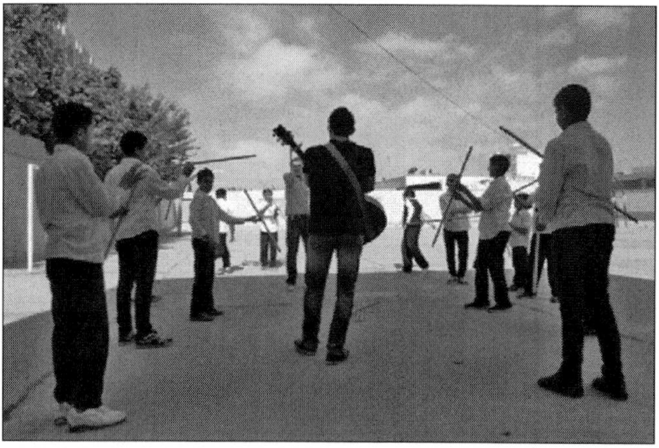

Abb. 6: Rhythmische Bewegungsübungen zum Thema „Gerade und ungerade Zahlen".

eine Arbeit mit Gegensatzpaaren an, wo die Kinder die Gegensätze innerlich mit vollziehen konnten.

Statt einem rein intellektuellem Unterricht z.B. zum Thema „Gerade und ungerade Zahlen" haben die Schüler Erfahrungen gemacht mit dem Thema auf dem Feld Bewegung, Rhythmus und Freihandgeometrie (Abb. 6, 7, 8 und 9), wobei jedes Mal andere, auch künstlerische Aspekte das gleiche Thema „Gerade und ungerade Zahlen" beleuchteten.

Einen Kreis zu ziehen mit tastenden Bewegungen, wo mehrere unvollkommene von Hand gezogene Kreislinien eine nahezu vollkommene ergeben, ohne Not auf Zirkel und Lineal zu verzichten, – all das war für die Schüler neu und zunächst erlebten sie die Individualität ihrer Arbeit erst durch die farbige Gestaltung mit Pastellkreiden.

Die Kinder lernten so auch aus der Sicht der libyschen Kolleginnen schneller, umfassender und freudvoller, da sie gesamtheitlich angesprochen wurden.

Auf diese Weise wurden im Kunstunterricht auch die kalten und warmen Farben eingeführt. Für die Mandala-ähnliche Übung (Abb. 10, 11,

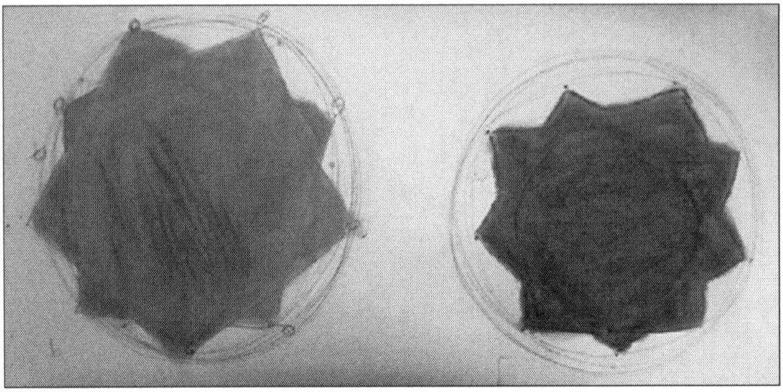

Abb. 9: Freihandgeometrie: Der Stern mit neun Zacken wurde ohne Zirkel und Lineal mit einer durchgehenden, von Hand gezogenen, Linie konstruiert. Sich auf seine Hand verlassen und das Unvollkommene gelten lassen, das war eine neue Erfahrung für libysche SchülerInnen

12) haben wir uns von der islamischen Kunst inspirieren lassen. Viele Elemente dort zeigen eine starke Zentrierung und eine große Regelmäßigkeit, Sternformen kommen sehr häufig vor, vor allem der Stern mit acht, sechzehn, vierundzwanzig Zacken im Zusammenhang mit Flechtlinien. Die Tischnachbarn einigten sich, wer von ihnen mit kalten und wer mit warmen Farben arbeitet. Nun gingen sie das Material durch und versuchten zu fühlen, welche Farben warm und welche kalt sind. Für Schüler, die bisher wenig Meinungsfreiheit in der Schule erlebt haben, ist das eine mitunter verunsichernde Angelegenheit und es wäre ihnen manchmal lieber gewesen, wenn sie sortierte und beschriftete Tüten mit Seidenpapierstücken bekommen hätten. Kaum entspann sich eine Diskussion, wurde ein Machtwort von den Erwachsenen verlangt, und auch ansonsten suchten selbst Schüler in höheren Klassen nach Gestaltungen, die uns Therapeuten, dem Lehrer oder der Lehrerin gefallen würden. Sie fragten immer wieder verunsichert: „Ist es schön?“ Die Gegenfrage: „Gefällt es Dir?“ zauberte ein verunsichertes Lächeln auf ihr Gesicht. Für die Schüler

war es eine völlig neue Erfahrung, dass sie sich darauf verlassen dürfen, was sie *fühlen*, und dass manche Farben beiden Kategorien zugerechnet werden können, dass es hier nicht nur ein Schwarz und Weiß, ein Richtig und Falsch gibt. Auch die Tatsache, dass wir uns offensichtlich aufrichtig für ihre Meinungen und Beobachtungen interessieren, verunsicherte sie anfangs, da sie eindeutige Rollenverteilungen gewohnt sind und dabei Lehrern und Erwachsenen überhaupt das Recht auf Entscheidungen überlassen wird.

Warm und Kalt sind Begriffe, die in der Eurythmie, in der Bewegung ebenfalls erfahrbar gemacht werden können. So greifen auch hier die einzelnen therapeutischen Bemühungen ineinander, manchmal ohne dass es den Schülern unmittelbar klar war, dass sie an einem ganzen Vormittag verschiedene Aspekte ein und desselben Themas bearbeiteten.

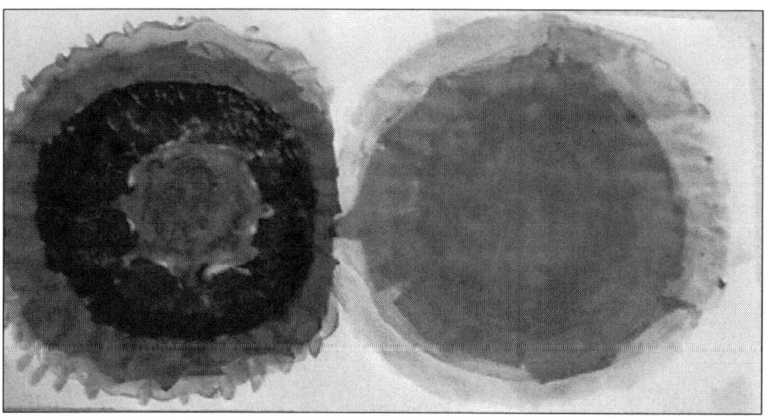

Abb.10: Kalte und warme Farben in Mandala artiger Gestaltung als Partnerarbeit in Seidenpapier-Collage-Technik. Zusammenziehende und ausdehnende Tendenzen werden erlebbar

Der plötzliche und unverhoffte Freiraum durch die Art unseres Umganges mit ihnen verleitete manche Schüler aber auch dazu, sich an gar keine Regeln mehr zu halten (Abb. 12).

Eine weitere Erfahrung mit einer Partnerarbeit boten einer siebten Klasse von Mädchen die großformatigen „Friedensbilder". Hier wurde mit Pastellkreiden in zwei Lieblingsfarben gearbeitet, jeweils zunächst in der eigenen Blatthälfte um dann mit einer weiteren gemeinsamen gewählten Farbe die Gestaltungen zu einem Bildganzen zu vereinen. Diese Stille und Frieden ausstrahlenden Bilder (Abb. 13, 14) begeisterten Klasse und Kollegium gleichermaßen.

Die Hausthematik oder die Frage nach der Geborgenheit

In der schulischen Umgebung müssen immer wieder die Augen offen gehalten werden um zu sehen, was an Gestaltungen zulässig ist und was unter die hier gültige Auslegung des Abbildungsverbotes fällt. Dementsprechend können dann geeignete bildnerische Themen für die Bedürfnisse der Kinder gefunden werden.

Erschienen die Schüler zunächst allgemein überdiszipliniert, so fielen im Unterricht gleichzeitig eine große innere Unruhe und die fehlende Gewohnheit kleinste Aufgaben selbständig zu erledigen auf, was wohl auf den bisher praktizierten streng intellektuellen und autoritären Unterricht und auf die akuten Belastungsreaktionen, unter denen sie alle leiden, zurück zu führen ist.

Viertklässler beispielsweise fühlen sich durch die Aufforderung ein Bild mit freier Themenwahl zu zeichnen oder zu malen bereits überfordert und bitten stattdessen um eine klar formulierte Aufgabe mit dem Argument: „Sie sind doch die Lehrerin!". Um sie nicht zu verunsichern bekamen sie in solchen Fällen den Vorschlag ein Haus zu zeichnen. Nachdem mehrere Gebäudedarstellungen in ihren Heften zu sehen waren, konnte davon ausgegangen werden, dass diese Aufgabe mit keinen örtlichen Vorstellungen kollidiert.

Das Thema Haus spielte in der kunsttherapeutischen Arbeit in Libyen eine wichtige Rolle. Durch die Hausbilder teilten die Kinder Stimmungen, Befürchtungen und auch Wünsche und Träume mit (Abb. 15, 16, 17), eben wie sie sich „behaust" und geborgen fühlen. Bei Zweit- und Drittklässlern sollte zunächst mit weißen Wachskerzen auf das ebenfalls weiße Papier gezeichnet werden. Diese sinnlos erscheinende Handlung hatte das Ziel Staunen zu wecken und die seelische Ansprechbarkeit zu steigern. Tatsächlich wirkten die Kinder deutlich belebt, sobald mit Wasserfarben über die Wachs-Zeichnung gemalt wurde. (Abb. 18) Das Staunen als innere Belebung der Seele führte sie ein Stück weit in die spielerische Unbekümmertheit zurück. Kinder im Schulalter verbinden Hausdarstellungen meistens mit der Darstellung von Menschen. Auch auf Abb. 15 ist ein Mensch zu sehen, das Strichmännchen versteckt sich hinter dem Baum in der linken Bildhälfte. Kinder in streng muslimischen Kulturen sind es nicht gewohnt Menschen zu zeichnen und zu malen und so haben sie weniger Übung darin. Dies darf in der therapeutischen Arbeit nicht fehlinterpretiert werden.

Rot – Schwarz – Grün

Die Intensität der in Libyen vorhandenen Fixierung auf die Nationalfarben ist beinahe beispiellos. Ob Garagentore, Geldbeutel, Schmuckteller oder Schulhefte, – alles trägt die Nationalfarben und auch in privaten Räumlichkeiten stehen Fahnen auf dem Tisch. Aber nicht nur die Farben der Flagge, auch ihre Dreiteilung beherrscht viele Werke von libyschen Kindern und Erwachsenen, selbst wenn einmal die Nationalfarben abwesend sein sollten. Dieser Umstand erschwert die kunsttherapeutische Arbeit ganz erheblich, denn die SchülerInnen werden von ihren Lehrern und Erziehern auch immer wieder ermuntert politische Inhalte darzustellen, was dann meist in den Nationalfarben und mit einer Dreiteilung geschieht. Diese Fixierung bewirkt, dass bei den kleinsten Unsicherheiten im Laufe eines kreativen Prozesses einseitig auf die zwei Aspekte zurückgegriffen wird – Fahne oder Dreiteilung, manchmal auch beides – und somit der Prozess jäh abreißt.

Statt ihrem Namen auf ein Bild zu schreiben malen die Schüler an der entsprechenden Stelle auch häufig die Nationalflagge (Abb. 12), obwohl dies gerade nicht die individuelle Gestaltungsleistung, sondern die nationale Befreiung betont. Eine innere Befriedigung scheinen nach einer solchen „Lösung“ weder Kinder und Jugendliche, noch Erwachsene zu empfinden, dennoch entsteht so etwas, wie ein Wiederholungszwang.

Die Nationalfarben erscheinen mit großer Selbstverständlichkeit auch auf Hausbildern. Um den „bildnerischen Kurzschluss“ zu verhindern wurden die Farben Grün und Schwarz zeitweise aus der Palette entfernt, beide konnten aus den vorhandenen Grundfarben dennoch durch Mischen hergestellt werden.

Ausdruck für Kriegserlebnisse

Die Möglichkeit Erlebtes bildnerisch auszudrücken war sowohl für Schüler als auch LehrerInnen und ErzieherInnen von eminenter Bedeutung und das Haus ein wichtiges Gestaltungsthema. Seine bergende und schützende Funktion verlor es in den Nächten des Krieges, wo es mitunter zur Falle wurde. Die Erinnerung an die Bombennächte wurde auf Wunsch in Workshops für Lehrer und Lehrerinnen ebenfalls in Partnerarbeiten thematisiert. Eine malerische Batik-Technik auf Terrakotta farbigem Papier holte mit Wachs und schwarzer Farbe vorsichtig die Stimmung dieser Nächte zurück und ermöglichte einen spontanen begrenzten Austausch über die damals gemachten Erfahrungen. Da auch hier Angehörige rivalisierender Gruppen sich gegenüberstanden, war die nonverbale Arbeit besonders hilfreich. Um der Gefahr der ständig drohenden Farbstereotypie zu entkommen wurde farbiges Papier als Bildträger verwendet.

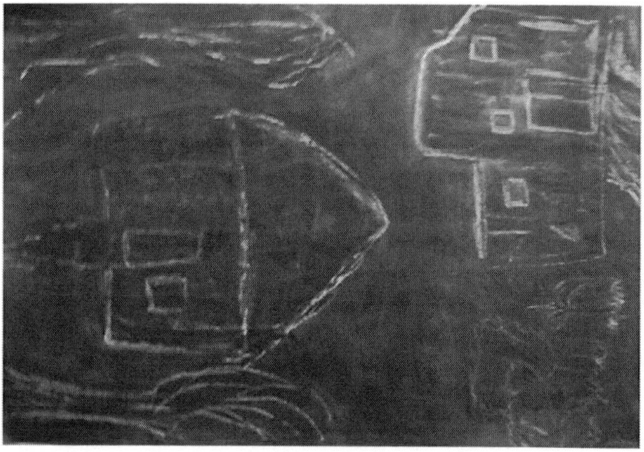

© stART international e.V. Abb. 19: Partnerarbeit im Workshop für LehrerInnen: Erinnerungen an die Bombennächte in einer malerischen Batik-Technik

Beim Betrachten der entstandenen Werke (Abb. 19, 20, aber auch 25 und 26) fällt auf, dass diese in keiner anderen, als der horizontalen Dimension Sinn machen. Da sie ohnehin der Kultur entsprechend nicht zur Präsentation an der Wand gedacht sind, vermittelt diese Art zu arbeiten, dass der unmittelbare künstlerische Arbeitsprozess wesentlich ist und nicht das Bild selbst, – so ist das von den TeilnehmerInnen auch wahrgenommen worden. Ein weiterer Effekt dieser Arbeiten ist, dass es den Klienten glaubwürdig erscheint, dass es nicht um die Herstellung von Werken geht, die für eine Präsentation an der Wand gedacht sind und sie somit ihre Kultur respektiert sehen.

Stillleben der besonderen Art – als seelisches Resonanzbild

Ein Blumengeschenk einer libyschen Kollegin inspirierte zur folgenden Arbeitsweise: Wir baten die Schüler einer sechsten Klasse einen kleinen Blumenstrauß auf einem Tisch in der Mitte des Raumes eine Minute lang aufmerksam zu betrachten, danach die Augen zu schließen und das gesehene Bild sich wandeln zu lassen, den Veränderungen innerlich nachzuhängen. Danach sollte das innerlich gesehene zunächst kurz beidhändig blind auf einem Blatt skizziert werden um dann die Gestaltung mit offenen Augen mit Hilfe von Pastellkreiden fortzusetzen. Die entstandenen Bilder gingen alle auf ein und dasselbe optische Erlebnis zurück, zeigten dennoch deutlich die Seelenstimmung ihrer Urheber. Dass diese so unterschiedlich ausfielen gab den Schülern neben der Begeisterung für ihre Bilder (Abb. 21, 22, 23, 24) auch sehr zu denken und sie haben sich noch lange ausgetauscht darüber, was das für Konsequenzen haben muss, wenn es so viele „Wahrheiten" und „Realitäten" gibt.

Wir haben das Thema Stillleben weder in diesem, noch in dem weiter unten beschriebenen Fall direkt abbildend interpretiert. Dennoch wurde diese Arbeit nur deshalb angegangen, weil im Kunstraum andere Stillleben zeigten, dass dieses Thema in dieser Schule kein Tabu ist.

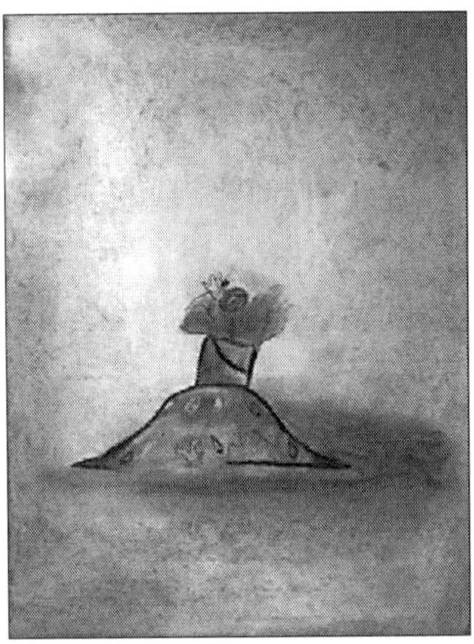

Abb. 23: Das Motiv rückt tief in den Bildgrund. Die Pastellzeichnung bezieht die Kühle und Kargheit des Raumes stimmungsmäßig mit ein.

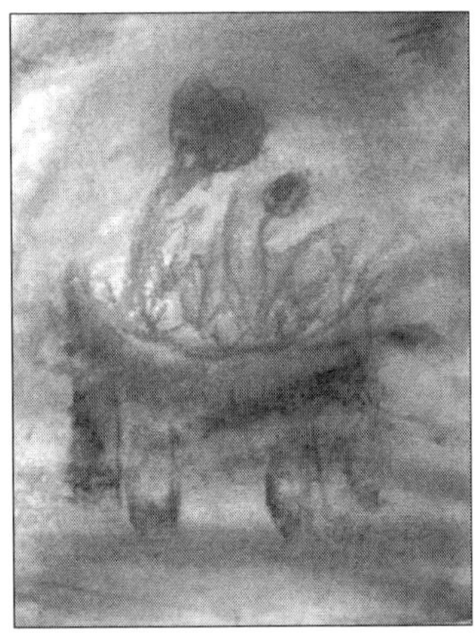

Abb. 24: Das Motiv tritt bewegt in den Vordergrund

Stillleben als Partnerarbeit in der Lehrerfortbildung

Die TeilnehmerInnen einer unserer Lehrerfortbildungen haben bereits erste Erfahrungen gemacht mit Partnerarbeiten und wollten gerne das Thema Stillleben auch als solche gestaltet bearbeiten.

In sehr ausführlicher Weise tauschten sie sich nach der Übung darüber aus, wie überraschend es für sie war zu erfahren, wie unterschiedlich etwas so einfaches, wie ein kleiner Blumenstrauß wahrgenommen wird und wie sich das Bild dann noch hinter den geschlossenen Lidern seelisch färbt und verwandelt. Sie reflektierten auch, wie schwer und zugleich stützend die Arbeit an einem Partnerbild ist und wie sich das Hin- und Hergerissen sein anfühlt, wenn der eigene Bildteil in etwas Gemeinsamem aufgeht. Wie kann das Eigene bewahrt werden und mit dem Fremden in Einklang und Austausch kommen? Das sind Fragen, die anhand dieser künstlerischen Übung (Abb. 25, 26) die TeilnehmerInnen bewegten.

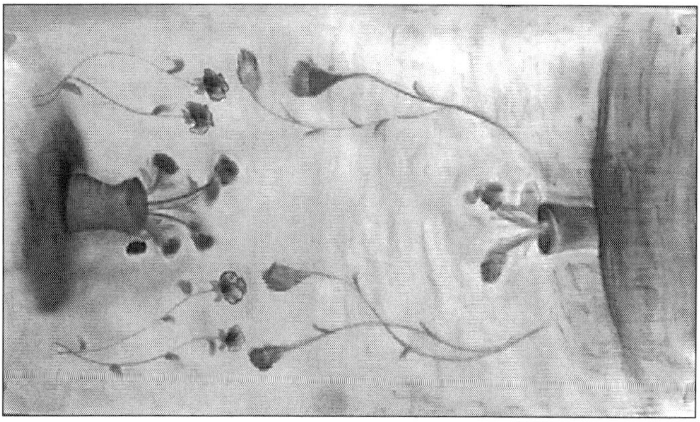

© stART international e.V.
Abb. 25: Partnerarbeit: Stillebenzeichnung – Das seelische Nachbild

Am Rande der libyschen Gesellschaft: Migranten aus Schwarzafrika

Ein weiterer Klientenkreis der Nothilfearbeit von stART international in Libyen stellen Kinder von schwarzafrikanischen Einwanderern dar.

Libyen beschäftigte auch schon vor der Revolution nach inoffiziellen Schätzungen über zwei Millionen Gastarbeiter. Bei einer Bevölkerung von ca. 6,5 Millionen Einwohnern machen diese etwa 25% der Bewohner Libyens aus. Dunkelhäutige Einwanderer und ihre Kinder haben es in Libyen schwer, da ihre Eltern seit dem Krieg unter dem Generalverdacht stehen als Söldner gegen die Revolutionäre gekämpft zu haben. Diese Kinder, die illegale Schulen besuchen, weil für sie keine Schulplätze in libyschen Schulen zur Verfügung stehen, zeigen paradoxerweise ebenfalls eine ungewöhnlich starke Fixierung auf die Farben der Nationalflagge Libyens, die im ganzen Land allgegenwärtig sind: auf Rot, Schwarz und Grün. In der Kunsttherapiestunde einer Gruppe von dreißig Kindern und Jugendlichen aus schwarzafrikanischen Migrantenfamilien verzichteten mehr als die Hälfte auf jede andere Farbe der Palette außer den drei Farben der libyschen Flagge (Abb. 27). Das Phänomen mit derartigen Symbolen und Farbfixierungen ein fast verzweifeltes Bekenntnis zu einem Gastland abzugeben ist auch aus der kunsttherapeutischen Flüchtlingsarbeit und besonders der Arbeit mit Abschiebehäftlingen bekannt.

Die Aufgabe, die sich hier stellt, ist eine Stabilisierung, die Lösung von Verhärtungen auf allen Gebieten und eine Verlebendigung des Seelenlebens. Da ein Großteil der schwarzafrikanischen Flüchtlinge christlich orientiert ist, gibt es bei der bildnerischen Arbeit keine Einschränkungen durch das Bilderverbot und auch Bewegungsübungen sind leichter durchzuführen.

An den Grenzen der Gestaltungsfähigkeit?

Die tägliche Beschäftigung mit Künstlerischem und Farben brachte sichtlich ein Stück weit die Farben in den Alltag unserer libyschen Kolleginnen und Kollegen und der TeilnehmerInnen unserer Workshops zurück. Wir beobachteten, dass die Kopftücher farbiger wurden und auch manche

Gewänder. Dennoch gab es viele Frauen, die die Veranstaltungen ganz schwarz verschleiert und sogar mit Handschuhen, die sie trotz hoher Temperaturen den ganzen Tag über anbehielten, besuchten. Unsere anfängliche Skepsis, ob so eine Gestaltungstätigkeit überhaupt möglich sein wird, wich bald. Eine der Lehrerinnen, deren Gesicht auch die weiblichen Teammitglieder von uns niemals zu Gesicht bekamen, schuf ein ganz außerordentlich ausdrucksvolles Bild (Abb. 28) mit einer authentischen Wüsten-Stimmung. Sie schuf diese feine Kohlezeichnung mit geübten behandschuhten Händen.

Ebenso kommen Eurythmietherapeuten an gesellschaftlich-kulturell aufgestellte Grenzen, wenn sie sich nicht in die Welt ihres Gegenübers begeben. Seelisch begleitete, ausdrucksvolle Bewegungen sind in muslimischen Ländern nicht üblich. Aber eine Pantomime, in der der lang ersehnte Regen nachgeahmt wird, Federn aufgefangen werden, oder heiße Kartoffeln, der Weg der wegfliegenden Vögel nachgezeichnet oder dem Wind tätig gelauscht wird, berührt das Herz auch in Libyen sichtbar.

Und immer wenn es gelingt dass wir das Herz von einem Menschen mit unserer Arbeit berühren, geht eine Tür auf, die uns in die Welt von jemand anderem blicken lässt. Vielleicht war diese Tür lange verschlossen. Unsere Aufgabe war nur bei der Suche nach dem Schlüssel zu helfen.

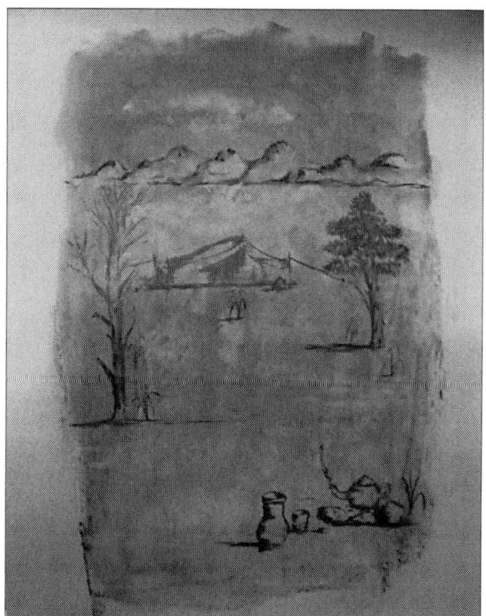

Abb. 28: Kohlezeichnung einer Lehrerin vom Rande der Wüste

Résumé

Die hier vorgestellte kunsttherapeutische Arbeit war in ein multiprofessionelles künstlerisch-pädagogisch-therapeutisches Nothilfeprogramm eingebettet, in dem Eurythmietherapie, Bewegungstherapie, Musiktherapie und die Erziehungskunst gleichberechtigt und die gleichen Ziele verfolgend neben einander standen. Ihre Wirksamkeit verdankte sie u.a. der Unterstützung durch Therapeuten anderer Fachrichtungen, sowie dem großen Interesse von einheimischen Kollegen und Verantwortungsträgern. Die universelle Mittlerrolle zwischen den Kindern, Jugendlichen, deren Erziehern und Lehrern und den Therapeuten übernahm die Kunst. Durch sie wurden – in diesem Einsatz häufig in Form von Partnerarbeiten – Erlebnisfelder eröffnet, auf denen probeweise wieder an Gemeinsames und Stärkendes angeknüpft werden konnte, Belastendes ausgedrückt wurde und mitunter auch neue Erfahrungen möglich wurden. stART international arbeitet ohne politische Parteinahme, so war sie ein glaubwürdiger Partner für alle Beteiligten und brachte Menschen zusammen, die nach ihren belastenden Erlebnissen trotz gemeinsamer Muttersprache ohne die Vermittlung durch die Kunst in ihren verschiedensten Formen möglicherweise keine Sprache gefunden hätten um miteinander zu kommunizieren. Die unerschöpflichen Quellen der Kreativität, die jeder Mensch unabhängig von kulturellen Unterschieden in sich trägt, haben dazu beigetragen, dass Kinder und Jugendliche nach einem blutigen Bürgerkrieg in einem brüchigen Frieden probeweise erste Schritte in eine Zukunft als selbständige, freie Mitgestalter tun konnten. Die grundlegende Voraussetzung für den Erfolg war Begegnungsfähigkeit auf beiden Seiten und ein respektvoller Umgang mit der Kultur des Einsatzlandes Libyen.

Literatur

Ben Jelloun, T. (2011) : Arabischer Frühling: Vom Wiedererlangen der arabischen Würde. Berlin: Bloomsbury Verlag,

Bründl , P./Kogan, I. (2005): Kinder jenseits von Trauma und Fremdheit: Psychoanalytische Erkundungen von Migrationsschicksalen im Kindes- und Jugendalter. Frankfurt am Main: Brandes & Apsel.

Eckart, Rita: Künstlerisch-pädagogisch-therapeutische Nothilfe im Erdbebengebiet von Haiti. In: Gruber, H./Rolff, H. (Hrsg.): Anthroposophisch orientierte Kunsttherapie im Spiegel der Zeit. Aktuelle Aspekte und Perspektiven. Berlin: EB-Verlag. [In Vorbereitung]

Ibric, A. (2006): Islamisches Bilderverbot: Vom Mittel- bis ins Digitalzeitalter. Wien/Münster: Lit-Verlag.

Kienzle, U. (2011): Abschied von 1001 Nacht. Mein Versuch, die Araber zu verstehen. Stuttgart: Sagas-Edition.

Naef, S. (2007): Bilder und Bilderverbot im Islam: Vom Koran bis zum Karikaturenstreit. München: Beck.

Scholl-Latour, P. (2011): Arabiens Stunde der Wahrheit: Aufruhr an der Schwelle Europas. Berlin: Ullstein.

Steiner R. (1989): Die Impulsierung des weltgeschichtlichen Geschehens durch geistige Mächte, GA 222. Dornach/Schweiz: Rudolf-Steiner-Verlag.

Kunsttherapeutisches Projekt in der Psychoonkologie des nationalen Instituts für Onkologie und Radiologie, Havanna/Kuba

Dagmar Wohler

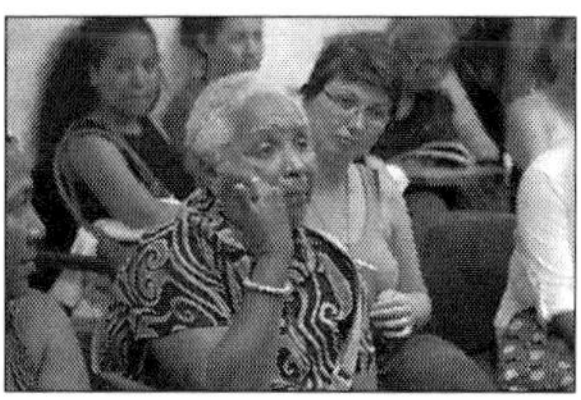

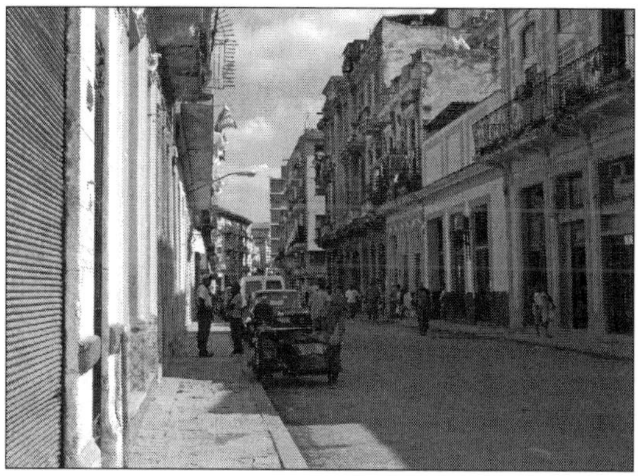

Rahmenbedingungen

senseLAB

2009 konnten die beiden Initiatorinnen Prof. Sunder-Plassmann (neue Medien) und Dr. Dagmar Wohler (Kunsttherapie) mit Hilfe einer DAAD Förderung das transkulturelle Projekt „senseLAB" ins Leben rufen, das seither einmal jährlich in Havanna/Kuba stattfindet. Es basiert auf einer Kooperation zwischen der Kunsthochschule ISA (Instituto Superior de Arte) und der Alanus Hochschule für Kunst und Gesellschaft. „senseLAB" beschäftigt sich mit dem Thema der sinnlichen Wahrnehmung als Grundlage künstlerisch-kreativen Wirkens in Kunst und Kunsttherapie und sucht sowohl den künstlerisch ästhetisch orientierten als auch den gesellschaftsorientierten Dialog mit Menschen. Es hat über zwei Jahre intensive Teamarbeit benötigt, um das Projekt nicht nur an der Hochschule, sondern auch im Kontext einer klinischen Zusammenarbeit auf Kuba durchführen zu können.

Mit Studierenden der Kunsthochschule (Instituto Superior de Arte) und der Alanus Hochschule werden seit 2012 künstlerisch-kunsttherapeutische Projekte im klinischen Kontext des Nationalen Instituts für Onkologie und Radiologie als Teil des Workshops senseLAB durchgeführt. Damit wird gleichzeitig die Kunsttherapie im Lehrplan der Partneruniversität implementiert und über ein Pionierprojekt im klinischen Kontext verankert.

Durchführung

Das Projekt fand in der Psychoonkologie des Nationalen Institut für Onkologie und Radiologie im Februar 2012 statt.

2 Gruppen a 5 Studenten arbeiteten täglich kunsttherapeutisch mit Carzinompatientinnen im prä- und postoperativen Stadium.

Die Patientengruppe bestand aus ambulanten und stationären Teilnehmerinnen, die in der Vergangenheit an Brustkrebs erkrankt waren oder akut betroffen waren, sowie aus in der Klinik tätigen Krankenschwestern, die ebenfalls als Betroffene an den Gruppensitzungen teilnahmen. Es wurden insgesamt 6 Sitzungen als Kurzzeittherapie durchgeführt. Die jeweiligen Sitzungen wurden so konzipiert, dass sinnliche Wahrnehmungsübungen zur Tiefenentspannung, zur Körperwahrnehmung und zur sozialen Wahrnehmung den kunsttherapeutischen Sitzung vorangestellt wurden, um eine tiefere kunsttherapeutische Wirkung zu erzielen.

Das Projekt, das über die Zeit evaluiert wurde, hat dazu geführt, dass Kunsttherapie in die Psychoonkologie integriert werden konnte und 2014 bereits das dritte Projekt in der Klinik stattfinden wird. Aktuell wird daran gearbeitet, dass die Studierenden des ISA's regelmäßige künstlerisch-therapeutische Projekte für Patienten auch während unserer Abwesenheit

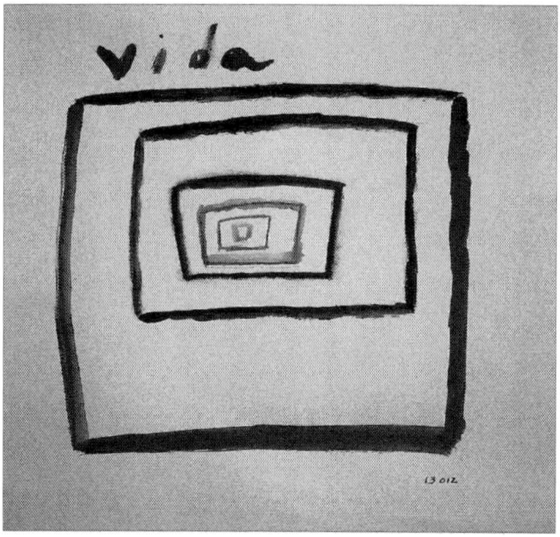

Bild einer Teilnehmerin

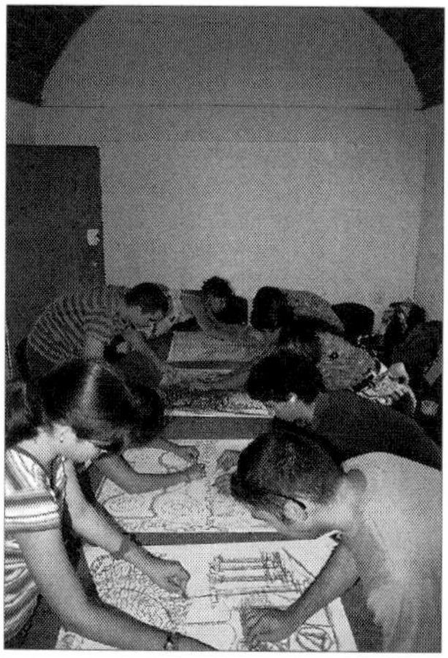

Vorbereitende Gruppenarbeit mit Studierenden

anbieten können. Die künstlerischen Materialien, die wir dazu benötigen bringen wir aus Deutschland mit, da es nur wenige Dinge vor Ort gibt.

Wir erleben dieses interdisziplinäre und interkulturelle Projekte als ungeheuer bereichernd für alle Seiten. Unsere Patienten konnten sich mit einer Offenheit und Tiefe auf die Kunsttherapie einlassen, die sehr beeindruckend und anrührend war. Die Begleitung der Patientinnen in ihren psychischen Prozessen als Folge der Krebserkrankung, ist Seitens der Klinik sehr umfassend geregelt, obwohl die Ärzte rund um die Uhr mit der Versorgung ihrer Patienten beschäftigt sind. In dieser sozial achtsamen Atmosphäre fällt die Kunsttherapie auf einen fruchtbaren Boden. Ich freue mich auf die kommenden Projekte, die in der Pädiatrie des INOR's mit krebskranken Kindern stattfinden werden.

Unsere Webside: www.senselab.info

Kunsttherapeutisches/Kunstpädagogisches Arbeiten in Angola und Mosambik

Schriftliche Zusammenfassung des Diashow-Beitrags zum Mittagsforum der Tagung

Christian Widdascheck

Es wurden in der Diashow zum einen Aufnahmen aus einem siebenmonatigen Arbeitsaufenthalt in Angola gezeigt (September 2005 bis April 2006), aus der kunsttherapeutischen/-pädagogischen Arbeit vor allem in verschiedenen Waisenhäusern, u.a. für Kriegswaisen.

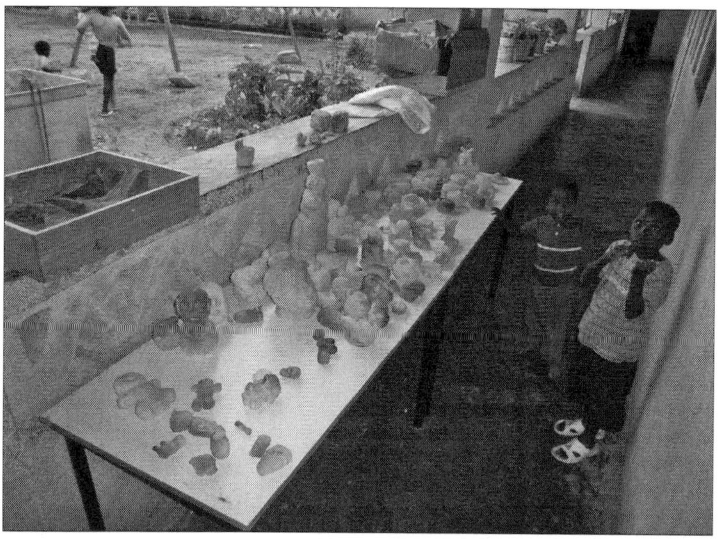

Abbildung 1: Tonarbeiten der Kinder und Jugendlichen des Waisenhauses

Zum anderen wurden Aufnahmen gezeigt, aus einem fünfmonatigen Arbeitsaufenthalt in Mosambik (März bis August 2012), während dem es fast ausschließlich in Kooperation mit der NGO *Save the Children*, um die kunstpädagogische Weiterbildung von lokalen Sozialarbeitern ging.

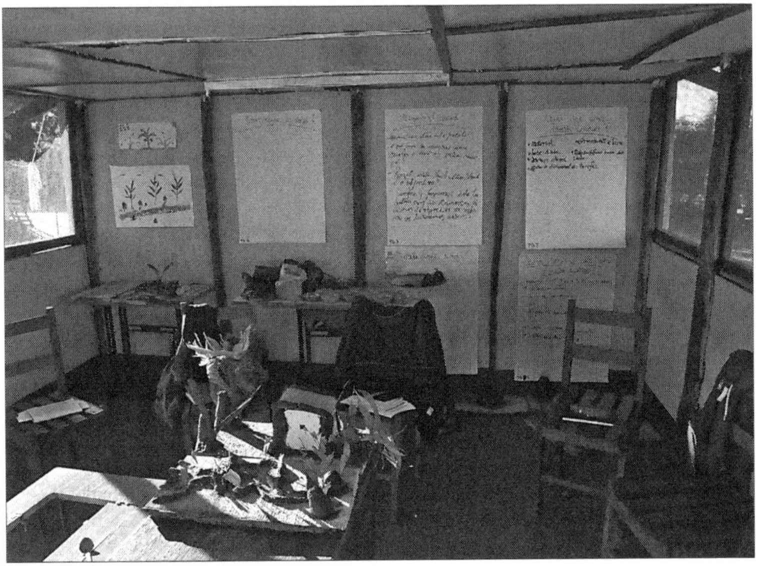

Abbildung 2: Raum während der Weiterbildung für die lokalen Sozialarbeiter

In beiden Tätigkeitsfeldern konnte es aufgrund der Gruppengrößen, mit denen gearbeitet werden musste, der räumlichen Gegebenheiten und der heterogenen Altersstruktur der Kinder und Jugendlichen (von 4 bis 18 Jahren) nur selten um Kunsttherapie im engeren Sinne gehen, obwohl diese in einigen Fällen sicherlich sinnvoll gewesen wäre. Angesichts der äußeren Umstände konzentrierte sich die Arbeit auf ressourcenorientierte pädagogische Angebote.

Als gestalterisches Material für die kunsttherapeutische/-pädagogische Arbeit wurden in beiden Kontexten Medien verwendet, die mit keinen/

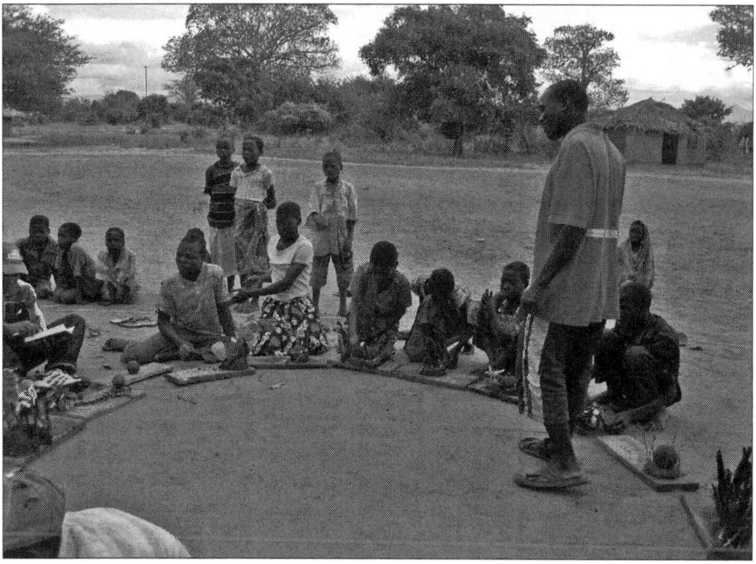

Abbildung 3: Begleitung der Sozialarbeiter in der Umsetzung ihrer Weiterbildung

kaum finanziellen Ressourcen verbunden waren (u.a. Tonerde, Blätter, Federn, Holz, Samen, Holzleim).

In Angola ging es um die Entwicklung eines künstlerischen Angebots, dessen Intention es war, die Persönlichkeitsentwicklung zu fördern und ein verlässliches sinnstiftendes Element im Wochenablauf der Kinder und Jugendlichen im Waisenhaus zu bieten. In Mosambik war das Angebot, das gemeinsam mit den lokal tätigen Sozialarbeitern erarbeitet wurde, vor allem als ein Ressourcen förderndes, entlastenden Angebot konzipiert, während dem die Kinder nur für sich selbst Verantwortung übernehmen mussten. Denn die Kinder, mit denen *Save the Children* dort vor allem arbeitete, stammten aus Familien mit chronisch kranken Eltern (v.a. HIV), in denen die Kinder in weiten Teilen die Funktionen ihrer Eltern kompensieren müssen.

stART international emergency aid for children

Rita Eckart

stART international e.V. leistet Nothilfe für Kinder und Jugendlich in Kriegs- und Katastrophensituationen. Unsere Teams gehen überall dorthin, wo Kinder sich befinden – in Flüchtlingslager, Schulen, Kindergärten. Dort arbeiten sie mit Kindern und Jugendlichen künstlerisch-pädagogisch und künstlerisch-therapeutisch, um ihnen dabei zu helfen das Lächeln wiederzufinden.

Alle stART Fachkräfte verfügen über jahrelange Berufserfahrung – so zum Beispiel in Akrobatik, Bewegungspädagogik, Erlebnispädagogik, Eurythmietherapie, interkultureller Kommunikation, Kunsttherapie, Klassenführung, Malerei, Meditation, Musik, Sprachkünstlerischer Therapie, Spielturnen, Theaterpädagogik, Traumatherapie und Zirkuspädagogik. Bei allen Nothilfeeinsätzen ist unser Anliegen die interkulturelle sowie interdisziplinäre Zusammenarbeit – im Team und mit lokalen Kollegen und Helfern. Durch intensive Schulung von einheimischen Mitarbeitern sorgen wir für die Nachhaltigkeit unserer Projekte. Im Interesse der Kinder wird die Arbeit ganz situationsbedingt ausgeweitet, z.B. durch das Angebot von pädagogisch-therapeutischen Workshops für Lehrer und Erzieher.

Gerade Kinder sind oft schwer traumatisiert, häufig zeigen sich Schlafstörungen, erhöhte Reizbarkeit, Konzentrationsstörungen, Ängste und eine Schwächung des Immunsystems. Immer wieder sehen wir, wie künstlerische Betätigung, unter pädagogisch-therapeutischer Anleitung direkt die Lebenskräfte der Menschen stärkt, sie Freude und Schönheit wieder erleben lässt.

stART international e.V. ist ein unabhängiger Verein, der sich über Mitgliedsbeiträge, private Spenden und Zuwendungen von Stiftungen finanziert. Wenn die dadurch gewonnenen Mittel einen Ersteinsatz in einem Krisengebiet ermöglichen, können weitere Einsätze auch durch öffentliche Gelder Unterstützung finden.

Im Rahmen des Symposiums zum Thema Kunsttherapie und interkulturelle Kommunikation wurden **Original-Werke von Kindern, Jugendlichen und Erwachsenen** gezeigt. Diese entstanden im Laufe der Nothilfearbeit im Mai 2012 in Tripolis und Umgebung.

Die Hauptaufgabe des stART-Teams war die Folgen der Kriegserlebnisse der Betroffenen zu mildern und adäquate Ausdruckmöglichkeiten für das Erlebte zu bieten. Da Monate lang wegen der anhaltenden Kämpfe kein Schulunterricht stattfinden konnte, mussten manche therapeutische Maßnahmen auch in den Unterricht mit eingebettet werden. Es musste auch jederzeit damit gerechnet werden, dass die Kämpfe aufflammen, so war das Stressniveau aller Betroffenen anhaltend hoch und es mussten Stabilisierungsmaßnahmen in den Unterricht integriert werden. Dieser war durch den Nothilfeeinsatz, nicht wie sonst, rein intellektuell ausgerichtet und so bot sich Lehrern, Erziehern und Verantwortlichen des libyschen Bildungsministeriums die Gelegenheit sich davon zu überzeugen, dass das Lernen mit kreativen Elementen schneller, effektiver und freudvoller ist, wie es auch die moderne Hirnforschung bestätigt.

Viele der Exponate zeigten Partnerarbeiten. In Libyen müssen nicht nur die Erwachsenen, sondern auch die Kinder und Jugendlichen wieder lernen friedlich zusammen zu leben. Das lässt sich in gemeinsamen Arbeiten unverfänglich üben, zumal rivalisierende Gruppen sich auch in den Klassenzimmern gegenüberstehen. Ungegenständliche Seidenpapiercollagen entstanden auf diese Weise ebenso, wie großformatige Farbstudien zum Thema Regenbogenfarben. Mit Erwachsenen – Lehrern und Erziehern wurde das traumatische Ereignis der Bombennächte während des Krieges bildnerisch thematisiert. Wie überall auf der Welt, teilten Kinder in Tripolis ihre Erfahrung bezüglich Behaust- und Behütet-Sein in eindrucksvollen Bildern in Pastelltechnik mit.

Ebenfalls in Pastelltechnik entstanden die in der Ausstellung gezeigten farbenfrohen Werke von Sechstklässlern: Stillleben, als seelische Resonanzbilder.

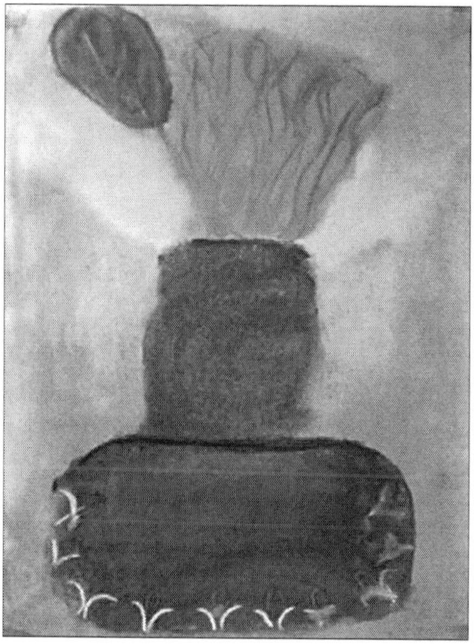

Die Besonderheit all dieser Werke ist, dass sie die streng-religiösen Vorstellungen ihrer Umgebung respektieren und das vor Ort geltende Abbildungsverbot (siehe im Beitrag „Begegnung ohne kulturelle Übermacht“ der Verfasserin in diesem Band) berücksichtigen.

Einige der Exponate zeigten Werke von schwarzafrikanischen Migrantenkindern. Diese Kinder sind dringend auf therapeutische Hilfe angewiesen, weil sie in Libyen in eine Außenseiterrolle gedrangt werden.

Allen Werken ist die tiefe Sehnsucht nach Farben und Gestaltung eigen.

stART international emergency aid for children ist zum Zeitpunkt des Symposiums weiterhin in Libyen aktiv und arbeitet vor Ort eng und auf hoher Ebene mit dem libyschen Bildungsministerium zusammen. Die Ergebnisse der Arbeit fließen in die Umstrukturierung und Neugestaltung des libyschen Bildungssystems mit ein.

Autorenverzeichnis

Rita Eckart

Kunsttherapeutin im Bereich interkulturelle Kunsttherapie und Strafvollzug. Langjährige Erfahrung in der kunsttherapeutischen Flüchtlingshilfe mit Schwerpunkt islamischer Kulturkreis. Auslandseinsätze in Krisengebieten als Mitarbeiterin von stART international emergency aid for children. Lehrbeauftragte der Alanus Hochschule und Dozentin an mehreren Ausbildungsstätten im In- und Ausland. Eigenes kunsttherapeutisches Atelier in München. Kunstkurse und Sozialkunstprojekte. Kontakt: www.atelier-rita-eckart.de

Harald Gruber

Prof. Dr., Dipl. Kunsttherapeut (FH). Langjährige klinische Erfahrung im Bereich Sucht, Psychiatrie und Onkologie. Forschungsschwerpunkt: Onkologie, Bildanalyse und spezifische Wirkfaktoren der Künstlerischen Therapien. Seit 2007 Professur für Kunsttherapie und Leiter des Fachbereichs für Künstlerische Therapien an der Alanus Hochschule.

Susanne Loibl

Dipl. Sozialpädagogin, Kunst- und Gestaltungstherapeutin (Seminarinstitut Erwin Bakowsky, Wien). Langjährige Erfahrung in verschiedenen sozialpädagogischen Bereichen, zuletzt in einem Krisenzentrum f. Kinder und Jugendliche der Stadt Wien. Kunsttherapeutisches Projekt in der außerschulischen Mädchenarbeit seit 2005. Studentin der Kultur- und Sozialanthropologie an der Universität Wien. 3 Kinder. Kontakt: l.sanne@gmx.net

Rabea Müller

Dr. päd., Diplom Heilpädagogin, Kunsttherapeutin. Gründung und Leitung der heilpädagogisch-kunsttherapeutischen Praxis Atelier artig (www.

artig-cologne.de). Forschungsschwerpunkt: Kinderzeichnungen aus unterschiedlichen Kulturen.

Stefan Reichelt

Prof. Dr. päd. Kinder- und Jugendlichenpsychotherapeut, Dipl. Sozialpädagoge, Kinderneurologisches Zentrum der LVR-Klinik Bonn, Arbeitsschwerpunkt: Psychotherapie und Traumatherapie für Kinder und Jugendliche im ambulanten und stationären Setting. Promotion an der Humanwissenschaftlichen Fakultät der Universität Köln zum Thema Prozessorientiertes Malen als traumatherapeutische Intervention, zahlreiche Veröffentlichungen zu den Möglichkeiten bildorientierter Diagnostik und Therapie. Professor für Kunsttherapie an der Alanus Hochschule, Lehrbeauftragter an der Hochschule für Bildende Künste Dresden, Referent der Lindauer Psychotherapiewochen.

Hildrun Rolff

Professorin für Kunsttherapie, Leiterin Fachfort- und Weiterbildungen Kunsttherapie interdisziplinär Medizin und Psychologie, im Fachbereich Künstlerische Therapien der Alanus Hochschule, Künstlerin, Supervisorin, Lehrkunsttherapeutin, Lehrtätigkeit an Hochschulen und in Bildungseinrichtungen im In- und Ausland.

Sigrid Völker

Professorin für Kunsttherapie an der Alanus Hochschule, Diplom-Psychologin, Kunst- und Gestaltungstherapeutin (grad. DFKGT), seit 1978 in Praxis, Lehre und Forschung tätig, aktuelle Arbeitsschwerpunkte: Kunsttherapie und Psychologie, die therapeutische Beziehung in der Kunsttherapie, Bild- und Lebensübergänge.

Marion Wendlandt-Baumeister

Dipl.-Psych., Psychologische Psychotherapeutin. Tätig in Privater Psychologischer Praxis als Gesprächspsychotherapeutin (GWG), Kunsttherapeutin (grad. DFKGT) und Supervisorin für Traumatherapeuten (Lansen/

DGSv). Hochschullehre seit 1977. 2008 bis 2011 Rektorin der Hochschule für Kunsttherapie Nürtingen. Publikationstätigkeit und Mitherausgeberin der Zeitschrift ‚Kunst & Therapie'. Kontakt: m.wendlandt@t-online.de

Christian Widdascheck
Prof. Dr. rer. medic., Dipl. Kunsttherapeut (FH). Seit 2006 kunsttherapeutische Arbeit mit Kindern, Jugendlichen und Erwachsenen mit Migrationshintergrund, MigrantInnen und Asylsuchenden, 2005/06 und 2010 kunstpädagogische Arbeit mit Kindern und Jugendlichen in Angola und Mosambik. Forschungsschwerpunkte: Kunsttherapie als transkulturelle Praxis; Leibphänomenologie und ästhetische Bildung. Seit 2012 Professur für elementare ästhetische Bildung an der Alice-Salomon-Hochschule in Berlin

Dagmar Wohler
Prof. Dr. päd., Künstlerin, Kunsttherapeutin, Lehrtherapeutin (BVAKT), Lehrtätigkeit als Dozentin im Fachbereich Kunsttherapie an der Alanus Hochschule für Kunst und Gesellschaft, Gastprofessorin am Instituto Superior de Arte, Havanna/Kuba. Referentin an Hochschulen und im Erwachsenenbildungsbereich, Promotion zum Thema „Kunsttherapie bei Störungen des Sozialverhaltens unter besonderer Berücksichtigung der Aufmerksamkeitsdefizit-/Hyperaktivitätsstörung (ADHS).

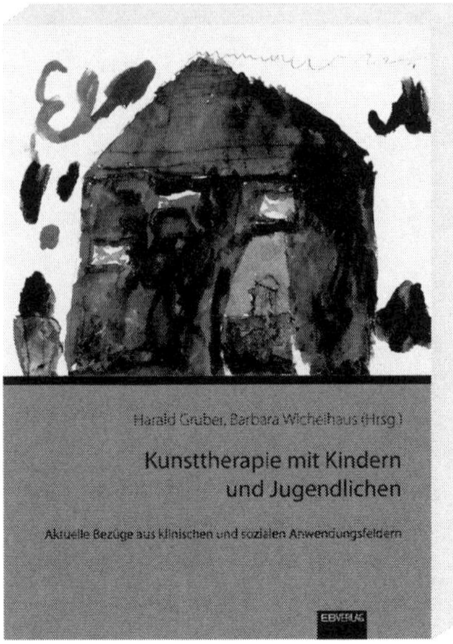

Harald Gruber,
Barbara Wichelhaus (Hrsg.)
Kunsttherapie mit Kindern und Jugendlichen
Aktuelle Bezüge aus klinischen und sozialen Anwendungsfeldern

209 S., kart.,
ISBN 978-3-86893-069-6

Kreative Erfahrungen in der Gestaltung von bildnerischen Prozessen sind ein wichtiger Aspekt der gesunden Entwicklung im Kindes- und Jugendalter. Sie vermitteln oft leichter als Worte Zugang zu den Schwierigkeiten und Problemen der Betroffenen und verweisen in besonderer Weise auf ihre Potentiale und Fähigkeiten. Das vorliegende Buch stellt eine Sammlung von Beiträgen zur theoretischen und empirischen Begründung der Kunsttherapie mit Kindern und Jugendlichen dar. Unter Berücksichtigung fachspezifischer Positionen und den Herausforderungen an eine zeitgemäße Kinder- und Jugendtherapie wird die kreative bildnerische Tätigkeit des Kindes als ein wichtiges Therapeutikum legitimiert. In zahlreichen Beispielen aus unterschiedlichen Anwendungsfeldern werden Methoden und Praxis der Kunsttherapie mit Kindern in ihrer Bedeutung und Wirkung anschaulich vermittelt. Damit zeigt das Buch ein breites Spektrum an Frage- und Problemstellungen in dem hier thematisierten Applikationsfeld der Kunsttherapie auf, verbunden mit fundierten Grundlagenkenntnissen und innovativen Lösungsansätzen.

In Vorbereitung:

Hildrun Rolff, Harald Gruber (Hg.)
Anthroposophisch orientierte Kunsttherapie im Spiegel der Zeit
Aktuelle Aspekte und Perspektiven
ca. 140 S., kart., ISBN 978-3-86893-109-9

Weitere Titel zum Thema:

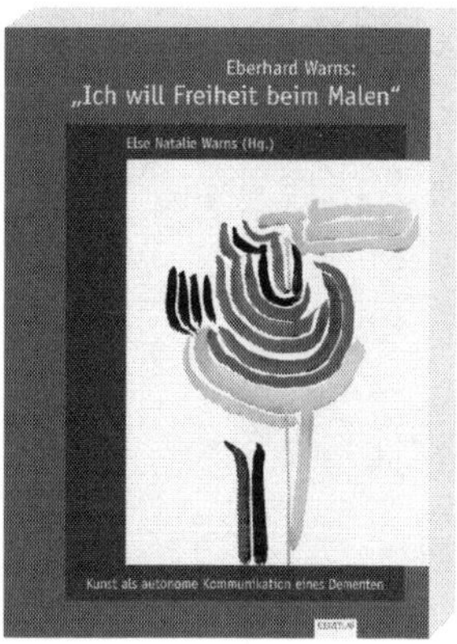

Else Natalie Warns (Hg.)
Eberhard Warns:
„Ich will Freiheit beim Malen“
Kunst als autonome Kommunikation eines Menschen mit Demenz

120 S., kart.,
ISBN 978-3-936912-87-6

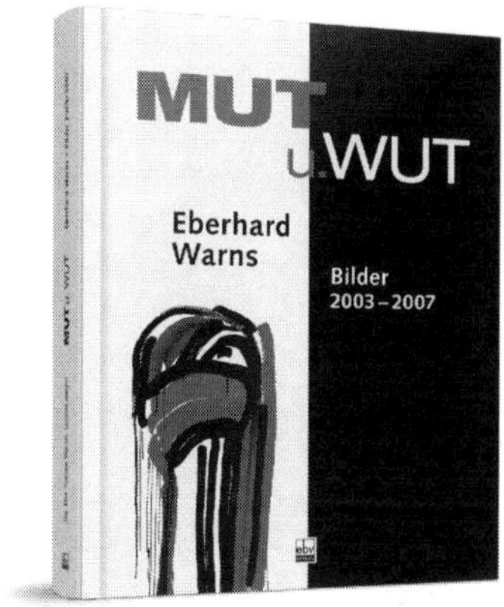

Else Natalie Warns,
Günter Meyer (Hg.)
Mut u. Wut
Eberhard Warns – Bilder 2003–2007
Elf verschiedene Texte aus dem Bereich der Kunstwissenschaft, der Kunst, der Theologie, der Gerontologie und ein biografischer Text seiner Ehefrau versuchen das Phänomen „Kunst von Menschen mit Demenz“ aus sehr unterschiedlichen Perspektiven zu beleuchten und zu verorten.

160 S., geb.,
ISBN 978-3-86893-098-6

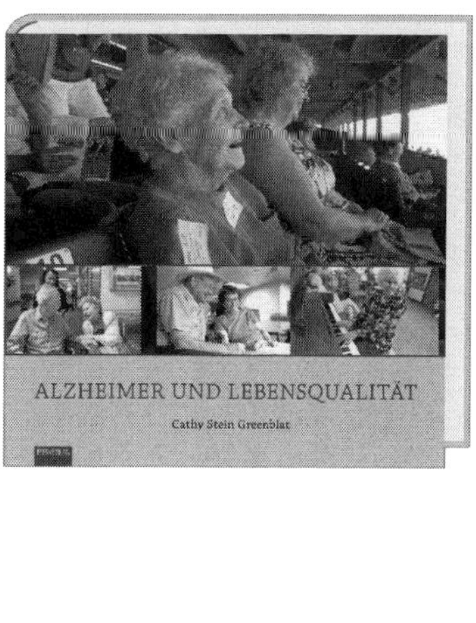

Cathy Stein Greenblat
Alzheimer und Lebensqualität
Ein Bildband

126 S., geb., Schutzumschlag,
ISBN 978-3-936912-45-6

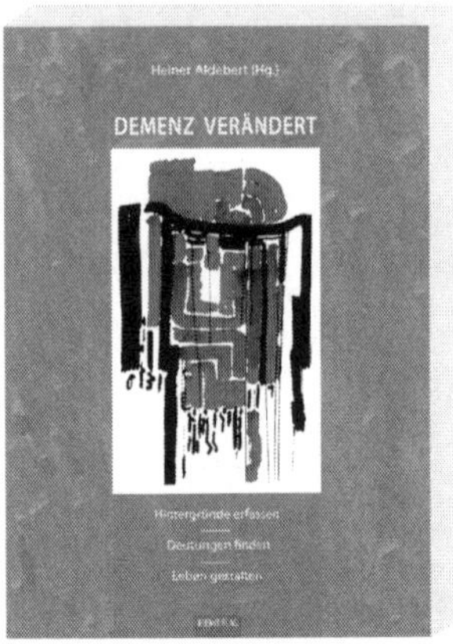

Heiner Aldebert (Hg.)
Demenz verändert
Hintergründe erfassen
Deutungen finden
Leben gestalten

346 S., kart.
ISBN 978-3-936912-46-3

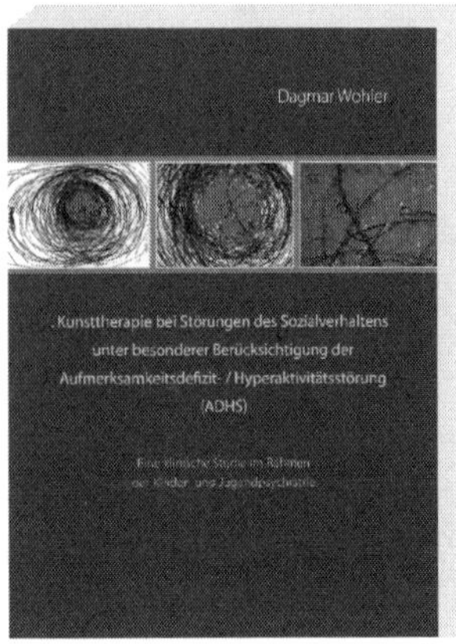

Dagmar Wohler
Kunsttherapie bei Störungen des Sozialverhaltens unter besonderer Berücksichtigung der Aufmerksamkeitsdefizit- / Hyperaktivitätsstörung (ADHS)
Eine klinische Studie im Rahmen der Kinder- und Jugendpsychiatrie

290 S., kart.
ISBN 978-3-86893-115-0

Weitere interessante Titel finden Sie unter:

WWW·EBVERLAG·DE

ebv
BERLIN

EBVERLAG

WWW·EBVERLAG·DE

Dr. Brandt e.K.
Jägerstraße 47
13595 Berlin

Tel.: 030 | 68977233
Fax: 030 | 91607774
E-Mail: post@ebverlag.de